VEGAN KOCHBUCH

Vegane Ernährung Leicht Gemacht - Ideal Für Einsteiger,
Berufstätige Und Faule

(Rezepte Für Anfänger Zum Nachkochen in Wenigen Minuten)

Stefanie Grunewald

Herausgegeben von Alex Howard

© **Stefanie Grunewald**

All Rights Reserved

Vegan Kochbuch: Vegane Ernährung Leicht Gemacht - Ideal Für Einsteiger, Berufstätige Und Faule (Rezepte Für Anfänger Zum Nachkochen in Wenigen Minuten)

ISBN 978-1-77485-058-9

etwaige Reparaturen, Schäden oder Verluste auf Grund der hierin enthaltenen Informationen direkt oder indirekt angelastet.

Der Autor besitzt alle Urheberrechte, die nicht beim Verlag liegen.

Die hierin enthaltenen Informationen werden ausschließlich zu Informationszwecken angeboten und sind daher universell. Die Darstellung der Informationen erfolgt ohne Vertrag oder Gewährleistung jeglicher Art.

Die verwendeten Markenzeichen sind ohne Zustimmung und die Veröffentlichung der Marke ist ohne Erlaubnis oder Unterstützung durch den Markeninhaber. Alle Warenzeichen und Marken in diesem Buch dienen nur zu Erläuterungszwecken und gehören den Eigentümern selbst und sind nicht mit diesem Dokument verbunden.

INHALTSVERZEICHNIS

Kapitel 1: Weg mit den Kohlenhydraten - zuckerfrei weiter gedacht

Der Verzicht auf weißen Haushaltszucker ist ein ganz wichtiger Schritt. Es ist vor allem der erste ganz große Schritt in Richtung von einem gesünderen Leben. Haushaltszucker macht abhängig, krank und ist ein Auslöser für viele Krankheiten. Nicht zuletzt gehören auch ein hoher Blutdruck und Diabetes Typ 2 dazu. Doch das Problem geht normalerweise noch ein wenig weiter. Ein zuviel an Kohlenhydraten wie solche aus Nudeln oder weißem Reis ist ebenfalls schädlich.

Diese machen träge, müde und bieten nicht viel mehr außer leeren Nährstoffen. Eine gute Alternative zur Schokolade sind die Nudeln mit der fertigen Tomatensoße definitiv nicht. Der Ansatz der Low Carb Ernährung ist daher ganz sicher nicht verkehrt. Der Blutzuckerspiegel ist ohne die großen Mengen an Kohlenhydraten stabiler. Du bekommst weniger Heißhunger und dein Körper lagert die Kohlenhydrate nicht immer weiter fleißig in die Fettzellen ein. Das Problem ist heutzutage, dass manchmal in extremen gedacht. Der Verzicht auf Kohlenhydrate kann ja unterschiedlich stark ausfallen.

Ein guter Anfang und eine perfekte Ergänzung zum Zuckerverzicht ist die starke Reduzierung von

Kohlenhydraten. Das wird im Rahmen des Verzichtes auf Zucker schon ganz automatisch passieren und ist gar nicht zu verhindern. Denn Obst wie Bananen oder Weintrauben enthält genau wie Schokolade und Cola viele Kohlenhydrate. Die deutliche Reduzierung von Pizza, Weißmehl, Brot und Nudeln ist dann eigentlich nur noch der nächste Schritt.

Du möchtest die Kohlenhydrate nicht ganz aus deinem Leben streichen? Dann reduziere ganz klar die Mengen und greife verstärkt zu Vollkornprodukten. Vollkornnudeln und Vollkornreis sind genau wie Schwarzbrot nicht ganz so schlimm für den Blutzuckerspiegel. Sie halten diesen konstanter und sättigen darüber hinaus deutlich besser und über einen längeren Zeitraum hinweg.

Eine weitere gute Option für einen geringeren Anteil an Kohlenhydraten und für eine zuckerfreie Ernährung ist es, selbst zu kochen. Denn nur dann weißt du wirklich, was in den Gerichten enthalten ist. Es gibt aber einen Lichtblick. Das stärkere Bewusstsein der Menschen für den Konsum von Zucker und Weizen sorgt dafür, dass es immer mehr gesündere Alternativen gibt. In so manchen Restaurants werden sogar ganz ohne weißen Zucker zubereitete Gerichte angeboten. Oft sind diese Kohlenhydratarm und somit besser für eine gesunde Ernährung geeignet.

Kapitel 2: Gründe für einen veganen Ernährungs- und Lebensstil

Für einen veganen Ernährungs- und Lebensstil entscheiden sich viele ganz bewusst. Doch auch für Menschen, die sich klassisch mit Fleisch, Milchprodukten und co. ernähren, lohnt sich ein Blick in die vegane Küche. Die Gründe für die Wahl für ein veganes Gericht oder einen kompletten Lebensstilwandel sind dabei so unterschiedlich, wie die Menschen selbst. Einige der Hauptgründe, für den Verzicht auf Produkte tierischen Ursprungs, sollen Ihnen im Folgenden ein wenig näher erläutert werden:

1. Ethische Gründe

Ethische Gründe beziehen sich in erster Linie auf die Massentierhaltung. Die Bedingungen, unter denen die heutigen Nutztiere leben müssen, verursachen Leid und Schmerzen. Dies bezieht sich nicht nur auf Kühe, Schweine und Hühner, die der Fleisch- und Wurstproduktion dienen, sondern auch auf Legehennen und Milchkühe, die in modernen Zeiten nicht weniger artgerecht gehalten werden. Das Bild von der glücklichen Kuh gehört seit Jahrzehnten der Vergangenheit an und hat mit der Realität in den meisten Fällen nicht mehr viel zu tun. Man könnte nun argumentieren, dass man als Lösung auf Produkte aus Bio-Landwirtschaft zurückgreift. Dieses Argument steht jedoch häufig auf schwankendem Fuß, denn selbst die Bioindustrie entsorgt männliche Küken und die Milchkühe stehen je nach Biosiegel nicht zwangsläufig auf einer Weide.

2. Ökologische und ökonomische Gründe

Für das Großziehen von Nutztieren werden deutlich mehr Ressourcen verbraucht, als für das Anlegen von Getreidefeldern oder Gemüsebeeten. Vor allem in Anbetracht der Wasserknappheit, lohnt sich das Zurückgreifen auf ausschließlich pflanzliche Lebensmittel. Beispielsweise benötigt ein Kilo Steak durchschnittlich 15.000 Liter Wasser, ein Kilo Getreide lediglich 106 Liter Wasser. Hinzu kommt der Abbau von Regenwäldern und anderen Naturgebieten für den Anbau von Tierfutter wie Mais oder Soja. So landet der größte Teil des Mais- oder Sojaanbaus nicht als Tofu oder Sojamilch in den Läden, sondern wird an Tiere verfüttert. Würde man diese Felder zum Anbau für herkömmliches Getreide oder Gemüse nutzen, gäbe es rein statistisch betrachtet keinen Welthunger. Zudem leiden die Böden in den Ländern Afrikas oder Südamerikas und werden nach und nach unfruchtbar. Vor allem in den Entwicklungsländern steigt damit der Welthunger, obwohl die Ressourcen für den Anbau theoretisch vorhanden wären.

3. Gesundheitliche Gründe

4

Die gesundheitlichen Gründe betreffen in erster Linie den Einsatz von Antibiotika in der konventionellen Massentierhaltung. Sobald ein Tier erkrankt ist, müssen alle Tiere behandelt werden. Diese Stoffe gelangen unter Umständen in das Fleisch, die Milch oder die Eier und können nicht nur beim Tier, sondern auch beim Menschen Resistenzen verursachen. Hinzu kommt die Zunahme von so genannten „Wohlstandskrankheiten" wie beispielsweise Diabetes, Bluthochdruck oder krankhaftem Übergewicht. Diese Erkrankungen können in sehr vielen Fällen nicht nur auf ungenügende Bewegung, sondern auch auf eine unzureichende Ernährung mit einem hohen Konsum von tierischen Produkten zurückgeführt werden. Natürlich spricht nichts für ein Steak am Samstagabend mit den Freunden oder den Joghurt zum Frühstück, doch viele Menschen wissen gar nicht, wie eine Mahlzeit ohne ein tierisches Produkt überhaupt aussehen soll. Selbst Ärzte empfehlen mittlerweile eine Einschränkung des Konsums von tierischen Produkten und das Zurückgreifen auf Milch, Fleisch und Eier aus biologischer Landwirtschaft.

4. Religiöse Gründe

Dass ein Mensch aus religiösen Gründen vegetarisch oder vegan lebt, kommt in unseren Breitengraden eher seltener vor. In asiatischen Ländern wie Indien oder Bangladesch leben jedoch eine hohe Anzahl an Hindus oder Buddhisten, die den Konsum von Fleisch aufgrund

Ihrer Religion ablehnen. Einzelne Strömungen innerhalb dieser Religionen lehren zudem eine Weltanschauung, die auf der Grundlage völliger Gewaltfreiheit gegenüber jedem Lebewesen beruht. So kommt es vor, dass neben Fleisch ebenso auf Eier und Milch verzichtet wird. Ein Beispiel hierfür ist die religiöse Strömung des Jainismus, in der sich besonders viele Veganer befinden.

VEGANES TZATZIKI

Portionen: 4 VORBEREITUNG: 50 MINUTEN – ZUBEREITUNG: 0 MINUTEN   Einfach

Dieser Tzatziki schmeckt pur sehr köstlich, lässt sich aber super mit griechisch inspirierten Rezepten wie Falafel, Tabbouleh oder Shawarma kombinieren.

11)

- ½ Gurke, ungeschält und fein gerieben
- 1 ½ Tassen Kokosjoghurt
- 3 Knoblauchzehen, gehackt
- ¼ Tasse frischer Dill, gehackt
- 1 Prise Meersalz und schwarzer Pfeffer
- 1 ½ EL Zitronensaft

12)   13)

1)   Fein geriebene Gurke abtropfen lassen.

2)   Kokosjoghurt in eine Schüssel mit Dill, Salz, Pfeffer, Zitronensaft und Olivenöl vermischen.

3)   Bei Bedarf mit mehr Zitronensaft, Dill oder Salz abschmecken.

4)   Sofort servieren oder im Kühlschrank bis zu 5 Tage aufbewahren

14)

Kalorien: 97; Fett: 3g; Kohlenhydrate: 13g; Ballaststoffe: 2g; Protein: 5g

VEGANE TACOS

Nährwerte: Kalorien: 276,5 kcal, Eiweiß: 7,1 Gramm, Fett: 10,3 Gramm, Kohlenhydrate: 37,1 Gramm

Für eine Portion benötigst du:
2 Taco-Fladen
60 Gramm Jackfrucht
1 TL Öl
1 Messerspitze brauner Zucker
1 Messerspitze Cayenne Pfeffer
1 Messerspitze Paprikapulver
1 Tomate
20 ml Gemüsebrühe
1 TL Koriander, fein gehackt
etwas Salz
1/4 rote Zwiebel, fein gewürfelt

So bereitest du dieses Gericht zu:
Die Fladen in einer Pfanne ohne Öl kurz von beiden Seiten anbraten. Die Jackfrucht in dünne Streifen schneiden und im Öl anbraten. Mit dem braunen Zucker karamellisieren lassen und mit Cayenne-Pfeffer und Paprika abschmecken. Die Tomate klein schneiden und zusammen mit der Brühe hinzugeben. Mit Koriander und Salz würzen und für einige Minuten simmern lassen. Auf dem Taco-Fladen verteilen und mit den Zwiebelwürfeln bestreuen.

TSATSIKI MIT MÖHRE UND PAPRIKA

Nährwerte:

- Kalorien: 116,9 kcal
- Eiweiß: 4,5 Gramm
- Fett: 2,3 Gramm
- Kohlenhydrate: 18,8 Gramm

Für eine Portion benötigst du:

- 1/2 Möhre gelb
- 1/4 Paprika gelb
- 1/4 Paprika grün
- 100 Gramm Soja Joghurt
- 1/4 Salatgurke
- 1 Knoblauchzehe
- 1 TL Zitronensaft
- 1 EL Petersilie gehackt
- 1 TL Kerbel gehackt
- 1 Prise Vanillezucker
- Salz und Pfeffer

So bereitest du dieses Gericht zu:

Die Möhre und den Paprika in gleichgroße Stücke schneiden. Die Gurke grob raspeln und den Knoblauch fein hacken und mit dem Soja Joghurt verrühren. Mit

Zitronensaft, Petersilie, Kerbel, Vanillezucker, Salz und Pfeffer anmachen und zusammen mit dem Gemüse servieren.

ZUCCHINI-CURRY

Für: 4 Personen
Schwierigkeitsgrad: normal
Dauer: 25 Minuten Gesamtzeit
Zutaten
1Schuss Pfanzenöl
1Stk Zwiebel
3Stk Knoblauchzehen
3Stk Chilischoten (grün, frisch)
2cm Ingwer
1TL Chilipulver
2Stk Zucchini
2Stk Tomaten
0.25 Bund Koriander
2TL Bockshornkleesamen
Zubereitung
Zwiebel, Ingwer, Chilischoten, Knoblauch waschen oder schälen und dann fein hacken.
Zucchini und Tomaten waschen und in Scheiben schneiden.
In einer Pfanne wird nun das Öl erhitzt und Zwiebel, Ingwer, Knoblauch, Chili und das Chilipulver miteinander vermischt und kurz angebraten. 4. Anschließend kommen Die Tomaten- und Zucchinischeiben hinzu und alles wird weitere 6 Minuten unter ständigem Rühren angebraten.
Korianderblätter und Samen dazu geben und für knappe 5 Minuten mitbraten.
Salzen, pfeffern und servieren.

VEGANE PFANNKUCHEN

Für 3 Portionen
Zubereitungszeit: ca. 20 Minuten
Schwierigkeitsgrad: leicht

Zutaten:
200 Gramm Sojamehl
1 Esslöffel Leinmehl
60 Gramm Vollkorn-Dinkelmehl
1 Päckchen Backpulver
Zum Süßen: Stevia oder Kokosblütenzucker
1 Prise Salz
100 Milliliter Hafermilch
Etwas Sonnenblumenöl oder vegane Butter

Zubereitung:
1. Das Mehl mit Backpulver, Salz und Stevia vermischen. Hafermilch dazugeben und gut durchrühren, sodass eine sämige, leicht flüssige Masse entsteht. Die Masse etwa 5 Minuten stehenlassen, um zu prüfen, ob sie gut fließt.
2. Öl oder Butter in der Pfanne erhitzen und die Masse hineingeben. Ist die Mitte der Pfannkuchen fest, den Pfannkuchen umdrehen und von der anderen Seite ausbacken.
Die Pfannkuchen kannst du mit Ahornsirup, Marmelade, Nüssen oder Obst essen.

PORRIDGE MIT KOKOSFLOCKEN

Ergibt 2 Portionen

Fertig in: 10min   **Schwierigkeit: leicht**

250ml Mandelmilch

8EL Mandelflocken

2EL gehackte Mandeln

2EL Kokosflocken

2 Bananen

1 Apfel

1 Birne

Zimt

LOS GEHT´S

1. Die eine Banane schälen und in Scheiben schneiden und die andere Banane schälen und mit einer Gabel zerdrücken.

2. Apfel und Birne waschen, entkernen und in kleine Stücke schneiden.

3. Mandelflocken und Mandelmilch in einen Topf geben und unter ständigem Rühren leicht aufkochen lassen. Dann vom Herd nehmen.

4. Alle Zutaten in einer Schüssel vermischen und je nach Bedarf mit Zimt würzen.

5. Auf tiefen Tellern servieren und das fertige Porridge genießen.

KÄSESAUCE

Zu Nachos und Tortilla-Chips gehört im Normalfall auch eine Käsesauce – hier eine leckere Alternative, die sich auf jeden Fall lohnt.

Schwierigkeitsgrad: leicht
Portionen: 2
Zubereitungsdauer: 10 Minuten
Koch-/Backzeit: 15 Minuten

ZUTATEN
- ☐ 250 g Hokkaido (alternativ eine Mischung aus Karotten und Kartoffeln)
- ☐ 100 ml Wasser
- ☐ ¼ Teelöffel Pfeffer
- ☐ ½ Teelöffel Salz
- ☐ 2 ½ Esslöffel Hefeflocken
- ☐ 1 Knoblauchzehe

ZUBEREITUNG
Den Kürbis zunächst aufschneiden, entkernen und unter Umständen auch schälen.

Das Fruchtfleisch in Stücke mit einer Größe von rund 1 Zentimeter würfeln und für etwa 10 Minuten in einem Topf kochen bis die Würfel weich werden.

I. Anschließend die übrigen Zutaten zum weich gekochten Kürbis in den Topf geben und dort mit einem Pürierstab zu einer einheitlichen Sauce mit einer cremigen Konsistenz verarbeiten.

OVERNIGHT OATS

Kinderleicht und praktisch am Vorabend zuzubereiten. Die trendigen Overnight Oats gibt es ohne Probleme als vegane Mahlzeit mit viel Abwechslung.

Zutaten für 1 Portion:

- ☐ 40 Gramm Haferflocken (gerne glutenfrei)
- ☐ Ein wenig Pflanzenmilch
- ☐ Ca 100 Gramm Sojajoghurt
- ☐ Beeren TK
- ☐ Nach Wunsch ein wenig Agavendicksaft oder Ahornsirup

Zubereitung:

Nutze eine Schüssel oder ein großes Glas und fülle die Haferflocken hinein. Gebe nun ein wenig Pflanzenmilch hinzu, sodass die Haferflocken leicht bedeckt werden.

Süße den Joghurt nach Wunsch und fülle ihn in das Gefäß.

Im letzten Schritt kommen die noch tiefgefrorenen Beeren obendrauf.

Stelle die Overnight Oats über Nacht in den Kühlschrank - am nächsten Morgen haben sie die perfekte Konsistenz. Nach Wunsch kannst du dieses Frühstück noch mit Nüssen oder Kokosraspeln abrunden.

MÖHREN-HIRSEFLOCKEN-FRÜHSTÜCK

Zubereitungszeit: 15 Minuten
2 Portionen

Zutaten:
80 g Hirseflocken
300 ml Mandelmilch
1 kleine Möhre
1 EL Walnussöl
2 TL Ahornsirup
¼ Vanilleschote
Salz

Zubereitung:

Mandelmilch in einem Topf erhitzen und die Hirseflocken sowie eine Prise Salz hinzufügen. Für 5-10 Minuten köcheln lassen, bis der Brei die gewünschte Konsistenz erreicht hat.
In der Zwischenzeit Möhre waschen, schälen und fein raspeln. Vanilleschote der Länge nach halbieren und Mark mit einem scharfen Messer auskratzen.
Topf vom Herd nehmen und die Möhren, das Vanillemark und das Walnussöl unterheben.
Brei auf zwei Schälchen oder in zwei Tellern mit jeweils 1 TL Ahornsirup anrichten und servieren.

KHAO CHAO MIT INGWER - THAILÄNDISCHE

Frühstückssuppe

Kalorien: 71,4 kcal | Eiweiß: 2,5 g | Fett: 0,5 g | Kohlenhydrate: 13,9 g

Zubereitungszeit: 25 Minuten

Zutaten für eine Portion:

30 Gramm Jasminreis | 200 ml Gemüsebrühe | 3 cm Ingwer in Streifen geschnitten | 1 TL helle Sojasauce | weißer Pfeffer | 1 Frühlingszwiebel in Ringe geschnitten | 1 TL Knoblauch frittiert

Zubereitung:

Den Jasminreis mit der Gemüsebrühe und dem Ingwer in einen kleinen Topf geben. Erhitzen und bei geringer Hitze für 15 Minuten ziehen lassen. Mit Sojasauce und Pfeffer abschmecken. Mit dem Frühlingszwiebel und Knoblauch garnieren.

BIRNENSALAT MIT SPROSSEN

Gemischte Salate gibt es in unterschiedlichen Variationen fertig im Supermarkt in der Kühltheke. Vor dem Verzehr sollte man ihn trotzdem gründlich waschen, denn trotz aller Hygiene bei der Herstellung können sich Bakterien bilden, die zwar nicht gefährlich sind, aber zu unangenehmen Blähungen führen können.

2 Portionen
150 g Blattsalat gemischt (z.B. Feldsalat, Rucola, Mangold oder Babyspinat) oder eine fertige Mischung
50 g Sprossen (zum Beispiel Rettich- oder Radieschensprossen, gibt es im Bio-Laden oder -Supermarkt)
1 Birne
11/2 TL scharfer Senf
11/2 TL süßer Senf
Salz und Pfeffer
3 EL Rapsöl
10 Walnusskerne

Salat putzen, waschen und trocknen. Sprossen in einem Sieb kalt abwaschen und ebenfalls trocknen. Birne vierteln, vom Kerngehäuse entfernen und in schmale Scheiben schneiden.

Für die Salatsoße die beiden Senfsorten, das Rapsöl gut vermischen, salzen und pfeffern. Salat und Sprossen mit der Soße vermischen, mit den Birnen anrichten. Walnusskerne zerkleinern (zum Beispiel mit einem Nudelholz in einer Plastiktüte oder mit einem Mörser) auf den Salat streuen. Dazu paßt Brot.

SMOOTHIE BOWL

Zubereitungszeit: **20 Minuten**

Portionen: **4**

Zutaten:
- 3 EL Acai Pulver
- 2 kleine Bananen
- 600 g TK Beerenmischung
- 2 EL Kürbiskerne
- 2 EL heller Sesam
- 600 g Sojajoghurt
- 300 ml Mandelmilch
- 2 EL Sonnenblumenkerne
- 2 EL Mandelkerne

Zubereitung:
1. Beeren etwas auftauen lassen und in den Mixer geben. Bananen schälen und klein schneiden, dann ebenfalls in den Mixer geben. Mit Milch und Joghurt auffüllen und das Acai Pulver drüberstreuen. Nun alles zu einem Smoothie pürieren und in eine Schüssel füllen.
2. Auf einer heißen Pfanne ohne Ölzusatz die Kerne darin anrösten. Anschließend über der Bowl verteilen und mit Sesam bestreuen.

ZIMT QUINOA

Portionen **4** - VORBEREITUNG: **5 MINUTEN** – ZUBEREITUNG: **15 MINUTEN**   Familienrezept

Quinoa lässt sich zwar schnell zubereiten, jedoch hat man manchmal nicht 15 Minuten Zeit. In diesem Fall können Sie Quinoa schon im Voraus zubereiten und dann in der Mikrowelle erwärmen. Die Nüsse oder Kerne unterrühren Sie kurz vor dem Servieren.

Kochen
- 1 Tasse Mandelmilch
- 1 Tasse Wasser
- 1 Tasse Quinoa, gespült
- 1 TL Zimt
- ¼ Tasse Pekannüsse, gehackt
- Sonnenblumenkerne oder Mandeln
- 2 EL Ahorn- oder Agavensirup
   24)

1)   In einem mittelgroßen Topf Mandelmilch, Wasser und Quinoa zum Kochen bringen.

2)   Hitze reduzieren und für 15 Minuten köcheln lassen.

3)   Hitze abstellen und für 5 Minuten ruhen lassen.

4)   Pekannüsse, Zimt und Sirup unterrühren.

2 Scheiben: Kalorien: 554; Fett: 9g; Kohlenhydrate: 90g; Ballaststoffe: 6g; Protein: 13g

KOKOS-SCHNITZEL

Nährwerte: Kalorien: 370,7 kcal, Eiweiß: 3,6 Gramm, Fett: 26,6 Gramm, Kohlenhydrate: 26,4 Gramm

Für eine Portion benötigst du:
130 Gramm Sellerie, in 5 mm dicke Scheiben geschnitten
60 ml Kokosmilch
1 EL Mehl
1/2 TL Maismehl
etwas Zitronenabrieb
1 Prise Kurkuma, gemahlen
2 EL Kokosraspeln
2 EL Pankomehl
Salz und Pfeffer
Öl zum Backen

So bereitest du dieses Gericht zu:
Kokosmilch, Mehl, Maismehl, Zitronenabrieb und Kurkuma verrühren. Salzen und pfeffern und den Sellerie durchziehen. Kokosraspeln und Pankomehl vermengen und den Sellerie darin wenden.
Backblech mit Backpapier auslegen und gut mit Öl bestreichen. Den Sellerie auflegen und bei 160 °C für 15 Minuten backen.

KLARE ASIATISCHE SUPPE

Nährwerte:

- Kalorien: 127,2 kcal
- Eiweiß: 4,8 Gramm
- Fett: 6,8 Gramm
- Kohlenhydrate: 10,9 Gramm

Für eine Portion benötigst du:

- je 1/4 rote und gelbe Paprika
- 1/4 Möhre
- 1/2 Chili
- 1/2 TL Kokosöl
- 50 Gramm Tofu
- 80 Gramm Reisnudeln
- 200 ml Gemüsebrühe
- 1 Limettenblatt
- 1 TL Sojasauce
- 1 Messerspitze Zucker
- 2 Scheiben Ingwer
- 1 EL Koriander grob gehackt

So bereitest du dieses Gericht zu:

Das Gemüse klein schneiden und im Kokosöl anrösten. Mit der Brühe aufgießen und diese mit Limettenblatt, Sojasauce, Zucker und Ingwer würzen. Tofu würfeln und zusammen mit den Reisnudeln in die Suppe geben. Für 6 Minuten köcheln lassen, anrichten und mit Koriander bestreuen.

CHILI SIN CARNE

Für: 4 Personen
Schwierigkeitsgrad: einfach
Dauer: 30 Minuten
Zutaten
120g Sojagranulat
500ml Gemüsebrühe
3EL Rapsöl
2 Zwiebeln
4g scharfes Paprikapulver
0,5 Chili gehackt
0,5 Knoblauchzehe
50g Tomatenmark
1 Dose Tomaten geschält
250g Kidneybohnen gegart
1 Dose Mais gegart
1TL Salz
1TL Pfeffer
1TL Zucker
Zubereitung
Das Sojagranulat 5-10 Minuten in heißer Gemüsebrühe einweichen, abtropfen lassen und anschließend in einer heißen Pfanne mit Rapsöl und den Zwiebelwürfeln anbraten.
Paprikapulver, Chili, Knoblauch und Tomatenmark kurz mit anbraten.
Nun den Mais mit der Brühe, den Tomaten und den Bohnen zusammen für ca. 25 Minuten köcheln lassen.

Salzen, Pfeffern und mit ein wenig Zucker abschmecken.

Das Ganze nochmals aufkochen lassen und danach servieren.

BROCCOLI-REIS-PFANNE

Für 3 Portionen
Zubereitungszeit: ca. 1 Stunde
Schwierigkeitsgrad: leicht

Zutaten:
500 Gramm Broccoli
300 Gramm Möhren
1 Knolauchzehe
1 Zwiebel
3 Esslöffel Olivenöl
Saft von 1 Zitrone
Abgeriebene Zitronenschale
1 Teelöffel Kreuzkümmel
3 Esslöffel Sojasauce
½ Teelöffel Koriander
80 Gramm geschälte Mandeln
1 Esslöffel Zucker
Pfeffer, Salz
300 Gramm Reis

Zubereitung:
1. Broccoli und Möhren putzen. Broccoli in Röschen und Möhren in Scheiben schneiden. Zwiebeln und Knoblauch fein würfeln.
2. Olivenöl erhitzen, Knoblauch, Zwiebeln und Zitronenschale anrösten. Reis, Möhren, Salz und 450 Milliliter heißes Wasser dazugeben. Aufkochen und

zehn Minuten garen. Kreuzkümmel, Koriander und Sojasauce dazugeben.

3. Broccoli in Salzwasser bissfest garen. Mandeln anrösten und mit Zucker karamellisieren. Broccoli zur Reispfanne geben und die Mandeln darüberstreuen.

TOMATEN-KOKOS-SUPPE

Ergibt 4 Portionen

Fertig in: 20min **Schwierigkeit: leicht**

4 Frühlingszwiebeln	**1 Knoblauchzehe**
400ml passierte Tomaten	2 Msp. Sambal Olekv
250ml Kokosmilch	3 Prisen Kreuzkümmel
150ml Gemüsebrühe	Salz und Cayennepfeffer
2EL frischer Orangensaft	Kokosöl zum Braten

LOS GEHT´S

1. Frühlingszwiebeln waschen und in feine Ringe schneiden. Knoblauch schälen und pressen.
2. Öl in einem Topf erhitzen und Frühlingszwiebeln und Knoblauch etwa 3 Minuten glasig dünsten.
3. Tomaten, Kokosmilch, Gemüsebrühe und Orangensaft hinzugeben und gut vermischen.
4. Alles 5 bis 6 Minuten bei geringer Hitze köcheln lassen. Mit Salz, Kreuzkümmel, Cayennepfeffer und Sambal Olek würzen und abschmecken.
5. Servieren und genießen.

SCHOKOLADEN-HASELNUSS-AUFSTRICH

Einer der leckersten Aufstriche auf dem Brot ist wohl die Schoko-Nuss-Creme – allerdings ist diese aufgrund der Verwendung von Milch nicht für jeden etwas. Hier kommt also die vegane Version damit zukünftig niemand auf diesen Genuss verzichten muss!

Schwierigkeitsgrad: **leicht**
Portionen: **2**
Zubereitungsdauer: **20** **Minuten**

ZUTATEN
- ☐ 180 g Reissirup
- ☐ 200 g ganze, ungeschälte Haselnüsse
- ☐ 250 g Margarine
- ☐ 4 Esslöffel stark geöltes Kakaopulver (ohne Zuckerzusatz)

ZUBEREITUNG
Die Haselnüsse zunächst zum Rösten in eine Pfanne geben – dabei gänzlich auf die Verwendung von Öl oder sonstigem Fett verzichten. Immer wieder einmal wenden um das Anbrennen der Haselnüsse zu vermeiden.
Im Anschluss die Haselnüsse aus der Pfanne nehmen und entweder mit einer Küchenmaschine fein mahlen oder mit einem Messer sehr fein kleinhacken.

Die Margarine in eine Rührschüssel geben und mithilfe eines Mixers aufrühren bis sie schaumig wird. Dann zunächst den Reissirup und im Anschluss den Kakao mit untermischen.

Erst dann die gemahlenen beziehungsweise gehackten Haselnüsse zu der Margarine geben und noch einmal gründlich mit den übrigen Zutaten verrühren, sodass sich eine einheitliche Creme ergibt.

Diese in ein Schraubglas mit einem Fassungsvermögen von etwa 500 Gramm geben und im Kühlschrank aufbewahren.

Um die Schokocreme streichfähig werden zu lassen etwa 5 Minuten vor dem Gebrauch aus dem Kühlschrank nehmen.

GEMÜSEPFANNE MIT ERDNUSSMUS

Gemüse in Kombination mit Erdnussmus und Mandeln gibt Energie und schmeckt richtig lecker. Lass dich von den recht vielen Zutaten nicht täuschen - gekocht ist die Gemüsepfanne ganz schnell!

Zutaten:
- [ ] 1 mittelgroße Pastinake
- [ ] 2 Möhren
- [ ] 1 kleiner Brokkoli
- [ ] 1 Kohlrabi
- [ ] 1 Paprika (rot oder gelb)
- [ ] 2 EL Erdnussmus
- [ ] 2 EL gehackte Petersilie
- [ ] 4 tl glutenfreie Sojasoße
- [ ] 1 Handvoll ganze geschälte Mandeln
- [ ] 4 EL Öl, am besten Erdnuss oder Kokosöl
- [ ] 175 bis 200 ml Wasser
- [ ] 2 tl Zitronensaft
- [ ] ½ tl Gemüsebrühe
- [ ] Salz, Pfeffer und Chili nach Geschmack

Zubereitung:

Schäle das Gemüse und schneide es in mundgerechte Stücke. Brate das Gemüse außer die Pastikane bei mittlerer Hitze unter Rühren in dem Öl an.

Du kannst natürlich auch weniger Öl verwenden.

Die Mandeln in einer anderen Pfanne ein wenig anrösten und zur Seite stellen.

Nach einigen Minuten die Pastinake dazugeben und kurz mit erhitzen. Wenn das Gemüse gar ist kommen das Erdnussmus, die Gemüsebrühe und das Wasser dazu.

Rühre die Petersilie und die Mandeln unter, schmecke die Gemüsepfanne mit Salz, Chili, Zitronensaft und Sojasoße ab und serviere sie.

GEMÜSEPFÄNNCHEN MIT KARTOFFELSPALTEN

Zubereitungszeit: 35 Minuten
2 Portionen

Zutaten:
2 kleine Zucchini
2 mittelgroße Karotten
1 gelbe Paprikaschote
300 g kleine Kartoffeln
75 ml Gemüsebrühe
1 TL Tomatenmark
2 EL Olivenöl
1 TL Knoblauchöl
Frischer Basilikum
Salz und Pfeffer

Zubereitung:

Ofen auf 180 Grad Ober- und Unterhitze vorheizen.
Kartoffeln waschen und in dünne Spalten schneiden. Danach in eine Schüssel füllen und mit 1 EL Olivenöl sowie etwas Salz und Pfeffer vermengen.
Ein Backblech mit einem Stück Backpapier auslegen und die Kartoffelspalten gleichmäßig auf dem Blech verteilen.
Auf mittlerer Schiene für 15-20 Minuten garen lassen.
In der Zwischenzeit die Zucchini wasche, der Länge nach halbieren und in dünne Halbmonde schneiden.

Karotten waschen, schälen und in Scheiben schneiden. Paprika waschen, Kerngehäuse entfernen und zu Streifen verarbeiten.

Das restliche Olivenöl gemeinsam mit dem Knoblauchöl in einer Pfanne erhitzen. Gemüse dazugeben und für 2-3 Minuten scharf anrösten. Mit der Brühe ablöschen und das Tomatenmark einrühren. Mit Salz und Pfeffer abschmecken. Temperatur herunterstellen und abgedeckt für 8-12 Minuten köcheln lassen.

Basilikum waschen, trocken schütteln und fein hacken.

Kartoffeln aus dem Ofen holen und gemeinsam mit der Gemüsepfanne auf zwei Tellern oder in zwei Schälchen anrichten.

Mit Basilikum bestreuen und servieren.

INDISCHE DAL BOWL

Kalorien: 647,7 kcal | Eiweiß: 27,2 g | Fett: 29,9 g | Kohlenhydrate: 62,9 g

Zubereitungszeit: 30 Minuten

Zutaten für eine Portion:

1 Schalotte gehackt | 1 Zehe Knoblauch gehackt | 1/2 TL gelbes Currypulver | eine Messerspitze Kreuzkümmel gemahlen | eine Messerspitze Kardamom gemahlen | 1 TL Kokosöl | 80 Gramm rote Linsen | 150 ml Gemüsebrühe | 50 ml Kokosmilch |1 TL Sojasauce | 1 Lorbeerblatt | 10 Gramm Babyblattspinat | 2 Stück Babymais | 1/4 rote Paprika klein gewürfelt | 1 EL geröstete Erdnüsse

Zubereitung:

Schalotte und Knoblauch mit dem Curry, Kümmel und Kardamom im Kokosöl anrösten. Die Linsen hinzugeben und mit der Brühe aufgießen. Für 20 Minuten bei kleiner Hitze köcheln und in die Bowl geben. Die Kokosmilch mit der Sojasauce und dem Lorbeerblatt aufkochen und ziehen lassen. Den Blattspinat hacken und in die Bowl geben. Mais und Paprika ebenfalls in die Bowl geben, alles mit der gewürzten Kokosmilch übergießen und mit den Erdnüssen bestreuen.

MEXIKANISCHER BOHNENSALAT

4 Portionen
200 gr gemischte Bohnen
5 Tomaten
2 Avocados
1 Zwiebel
etwas Zitronensaft

Für das Dressing
5 EL Öl
2 EL gehackte Petersilie
etwas Chili-Öl
etwas Knoblauchessig
eine Prise Zucker
etwas Chilipulver

Zuerst schälen und entkernen Sie die Avocados. Schneiden Sie danach das Fruchtfleisch in mundgerechte Stücke. Anschließend waschen Sie die Tomaten und vierteln diese dann. Schälen Sie die Zwiebel und schneiden Sie sie in feine Ringe.
Geben Sie dann alles gemeinsam in eine große Schüssel und beträufeln Sie es mit Limettensaft. Geben Sie die Bohnen aus der Dose in ein Sieb und waschen Sie sie gründlich unter fließendem Wasser. Lassen Sie sie anschließend zum Abtropfen stehen. Dann waschen und hacken Sie die Petersilie.

Im Anschluß können Sie das Dressing zubereiten. Vermengen Sie hierfür den Essig mit den zwei Ölen, dem Chilipulver, dem Zucker und der gehackten Petersilie. Schmecken Sie das Dressing mit Salz und Pfeffer gut ab.

Zum Schluß werden dann alle Zutaten gemeinsam mit dem Dressing in einer großen Schüssel vermengt.

FRÜHSTÜCKSMUFFINS MIT HAFERFLOCKEN

Zubereitungszeit: **30 Minuten**

Portionen: **12 Stück**

Zutaten:
- 2 TL Backpulver
- 250 g Haferflocken
- 2 EL Mohn
- 250 g Mandelmilch
- 2 EL Kürbiskerne
- 1 TL Zimt
- 2 EL Cranbeerries
- 2 Bananen
- 80 ml Rapsöl

Zubereitung:
Den Backofen auf 200°C vorheizen.

Zimt, Haferflocken, Backpulver, Kürbiskerne und Mohn in einer Schüssel vermischen.

Bananen schälen und mit einer Gabel zerdrücken. Dann mit Öl und Milch verrühren.

Nun die Bananemischung zu den trockenen Zutaten geben und zu einem Teig verrühren.

Den Teig in Muffinförmchen verteilen und für 30 Minuten backen.

BABA GANOUSH MIT PITA-BROT

Nährwerte: Kalorien: 285,6 kcal, Eiweiß: 7,3 Gramm, Fett: 14,1 Gramm, Kohlenhydrate: 30,5 Gramm

Für eine Portion benötigst du:
1/2 Aubergine
Salz und Pfeffer
1 Knoblauchzehe
1 EL Tahini-Paste
1 EL Petersilie, gehackt
Saft einer Limette
1 Prise Kardamom, gemahlen
1 EL Olivenöl
1 Pita-Brot

So bereitest du dieses Gericht zu:
Die Aubergine salzen und pfeffern und bei 200 °C im Ofen für 10 Minuten backen. Herausnehmen, die Schale entfernen und im Mixer zu
einem geschmeidigen Aufstrich pürieren. Mit dem Pita-Brot servieren.

ZUCCHINI- UND GRAPEFRUITSUPPE

Nährwerte:

- Kalorien: 96,5 kcal
- Eiweiß: 2,8 Gramm
- Fett: 5,8 Gramm
- Kohlenhydrate: 7,5 Gramm

Für eine Portion benötigst du:

- 80 Gramm Zucchini
- 1/2 Zwiebel
- 1 Knoblauchzehe
- 1 TL Öl
- 1 EL Grapefruitsaft
- 4 Grapefruit Filets
- 200 ml Gemüsebrühe
- 1 Prise Ingwerpulver
- 2 EL Mandelmilch
- Salz und Pfeffer

So bereitest du dieses Gericht zu:

Zucchini, Zwiebel und Knoblauch klein schneiden und im Öl anbraten. Mit dem Grapefruitsaft ablöschen. Die Grapefruit- Filets klein schneiden und hinzugeben und mit der Brühe aufgießen. Mit Ingwer, Salz und Pfeffer würzen und für 6 Minuten kochen. Die Mandelmilch einrühren und servieren. Wer möchte, kann die Suppe auch pürieren.

MAIS-CRACKER MIT HANFSAMEN

Für: 4 Personen
Schwierigkeitsgrad: einfach
Dauer: 180 Minuten Gesamtzeit
Zutaten
Körner von 2 Maiskolben
3 EL Hanfsamen, geschält oder ungeschält nach Wahl
1 EL kaltgepresstes Leinöl
Salz, Paprikagewürz
optional: 2 EL Hefeflocken, Chilipulver oder Cayenne-Pfeffer
Zubereitung
Einen Mixer hernehmen und die Maiskörner vom Kolben abrebeln. Dann alle weiteren Zutaten dazu geben und kurz mixen.
Mit Salz und Pfeffer abschmecken und dünn auf die Paraflex-Bögen der Dörre oder auf ein Backpapier streichen und für 7-8h bei max. 42°C in der Dörre oder bei der niedrigsten Temperatur im Backrohr mit Heißluft trocknen.
Nach knappen 3 Stunden in die gewünschte Form schneiden, umdrehen und danach so lange dörren bis alles gut durchgetrocknet ist.

BRATKARTOFFELSALAT MIT BUCHWEIZENPOPS

Für 4 Portionen
Zubereitungszeit: 90 Minuten
Schwierigkeitsgrad: leicht

Zutaten:
1 Kilogramm Kartoffeln
1 Fenchelknolle
Salz, Pfeffer
1 Zwiebel
4 Esslöffel Weißweinessig
2 Frühlingszwiebeln
50 Milliliter Gemüsebrühe
8 Esslöffel Olivenöl
2 Esslöffel Buchweizen
1 Esslöffel Senfkörner

Zubereitung:
1. Kartoffeln waschen, kochen, abgießen und pellen.
2. Fenchel putzen und in fein Streifen schneiden. Zwiebel fein würfeln und mit dem Fenchel mischen.
3. Brühe, Essig und Agavendicksaft für die Vinaigrette verrühren. Öl unterrühren, mit Salz und Pfeffer würzen.
4. Kartoffeln in Scheiben schneiden. Frühlingszwiebeln in Ringe schneiden. Die Hälfte des Öls erhitzen, Kartoffeln braten. Im restlichen Öl Zwiebeln und Fenchel anbraten. Kartoffeln mit Zwiebeln und Fenchel vermischen.

5. Buchweizen und Senfkörner in einer beschichteten Pfanne etwa 20 Minuten rösten, bis sie springen. Buchweizenmischung über den Salat geben.

ERBSENEINTOPF

Ergibt 2 Portionen

Fertig in: 25min   **Schwierigkeit: leicht**

200g grüne Erbsen	1 Liter Wasser
200g Kartoffeln	1TL Kokosöl
½ Zwiebel	Salz und Pfeffer
2 Karotten	

LOS GEHT´S

1. Karotten und Kartoffeln schälen, waschen und in kleine Stücke schneiden. Zwiebel schälen und klein hacken.

2. Die Erbsen und Wasser in eine Topf geben und zum Kochen bringen.

3. Kartoffeln, Zwiebeln und Karotten hinzugeben und alles aufkochen lassen. Mit Salz und Pfeffer abschmecken.

4. Kokosöl hinzugeben und anschließend alles mit einem Pürierstab pürieren.

5. Danach wieder alles zurück in den Topf geben und die Suppe aufkochen lassen.

6. In tiefen Tellern servieren und genießen.

APFELBROT

Ob im Winter verfeinert mit Zimt oder pur im Sommer – Apfelbrot ist immer ein leckeres Frühstück.

Schwierigkeitsgrad: leicht
Portionen: ~ 15 Scheiben
Zubereitungsdauer: 20 Minuten
Koch-/Backzeit: 45 Minuten
Ruhezeit: 12 Stunden

ZUTATEN
- [ ] 65 g grob gehackte Haselnüsse
- [ ] 100 g Rohrzucker
- [ ] 125 g Sultaninen
- [ ] 250 g Dinkelmehl
- [ ] 500 g Boskop-Äpfel
- [ ] ½ Teelöffel Zimt
- [ ] 1 Teelöffel Backpulver
- [ ] ½ Esslöffel Kakao
- [ ] 1 Prise gemahlene Nelken
- [ ] 2 Zitronen

ZUBEREITUNG
Zu Beginn die Äpfel unter lauwarmen Wasser abwaschen und ungeschält mit einem Hobel fein reiben.

Die Zitronen aufschneiden und mit einer Zitronenpresse den Saft auspressen.

Den geriebenen Äpfeln die Sultaninen, den Zitronensaft sowie den Zucker beifügen, alles gut miteinander verrühren und dann für 12 Stunden zum Ziehen in den Kühlschrank stellen.

Nach der Ziehzeit die Apfelmischung aus dem Kühlschrank nehmen und die Haselnüsse, den Kakao, die Nelken und den Zimt unterrühren.

In einer weiteren Schüssel dann das Backpulver mit dem Dinkelmehl mischen und die Apfelmischung in das Mehl geben.

Vorsichtig miteinander vermengen bis ein Teig mit einer relativ feuchten Konsistenz entsteht.

Den Backofen auf 150°C vorheizen, dann eine Kastenform mit Backpapier auslegen – alternativ mit Margarine einfetten – und den feuchten Teig hineinfüllen. Das Backpapier als Verschluss der Form nutzen, in dem es eingeschlagen und ein wenig angedrückt wird.

Die Kastenform im Anschluss für etwa 40 Minuten im vorgeheizten Ofen backen, die Temperatur dann auf 200°C hochstellen und abschließend für 45 Minuten weiterbacken.

GUACAMOLE MIT GEMÜSESTICKS

Nicht nur in Lateinamerika ist eine gute Guacamole etwas besonderes und passt das ganze Jahr über. Dieses schnell zubereitete Rezept lässt viele Variationen je nach Geschmack zu und passt zu jedem Fernsehabend.

Zutaten:
- ☐ 1 große oder 2 mittlere Avocados
- ☐ Nach Wunsch 3 bis 4 Cocktailtomaten
- ☐ ½ Zwiebel
- ☐ 1 Zitrone
- ☐ Salz, Pfeffer und Chili
- ☐ Gemüse nach Geschmack zum Dippen wie Gurke, Paprika, Sellerie oder Möhren

Zubereitung:

Schneide die Avocado auf und kratze das Fruchtfleisch mit einem Löffel heraus.

Schneide nun die Tomaten in ganz kleine Stücke und hacke die Zwiebel.

Zerdrücke die Avocado mit einer Gabel und hebe die Tomaten und Zwiebeln unter. Schmecke mit Zitronensaft, Salz, Pfeffer und Chili ab. Dazu passen Gemüsesticks wie Gurken oder Paprikastreifen.

GEMÜSE-BASILIKUM-PIZZA

Zubereitungszeit: 30 Minuten (+ 30 Minuten Ruhezeit)
2 Portionen

Zutaten:
150 g Dinkelmehl
180 ml Wasser
20 g frische Hefe
½ mittelgroße Aubergine
½ mittelgroße Zucchini
2 EL Tomatenmark
½ TL brauner Rohrzucker
2 TL Olivenöl
½ TL Rosmarin
½ TL Oregano
Frischer Basilikum
Salz und Pfeffer

Zubereitung:

Wasser und Zucker in einer großen Schüssel miteinander verrühren. Hefe mit den Fingern zerbröseln und darin auflösen. Am besten warmes Wasser verwenden, dann löst sich die Hefe schneller auf.
In der Zwischenzeit das Mehl mit dem Rosmarin und einer Prise Salz vermengen. Nun die Hefemischung und 1 TL Olivenöl hinzufügen und die Zutaten zu einer

homogenen Teigmasse kneten. Schüssel mit einem Trockentuch abdecken und für mindestens 30 Minuten ruhen lassen.

Ofen auf 220 Grad Ober- und Unterhitze vorheizen.

Währenddessen das Tomatenmark in ein Schälchen geben und mit dem restlichen Olivenöl sowie Salz und Pfeffer abschmecken.

Aubergine und Zucchini waschen, der Länge nach halbieren und in Halbmonde schneiden.

Basilikum waschen, trocken schütteln und die Blätter vorsichtig abzupfen.

Ein Backblech mit einem Stück Backpapier auslegen und den Teig darauf ausrollen, mit der Soße bestreichen und dem Gemüse sowie den Basilikumblättern belegen.

Auf mittlerer Schiene für 15-20 Minuten backen.

Aus dem Ofen holen, auf zwei Tellern anrichten und servieren.

KARFIOLSUPPE

Kalorien: 67,8 kcal | Eiweiß: 3,5 g | Fett: 3 g | Kohlenhydrate: 6,2 g

Zubereitungszeit: 20 Minuten

Zutaten für eine Portion:

1 Schalotte | 1 Zehe Knoblauch | 100 Gramm Blumenkohl | eine Messerspitze Kurkuma | 1 TL Sesamöl | 2 EL Apfelessig | 200 ml Gemüsebrühe | eine Prise Kreuzkümmel gemahlen | Salz | weißer Pfeffer | Schnittlauch zum Bestreuen

Zubereitung:

Schalotte, Knoblauch und Blumenkohl klein schneiden und mit dem Kurkuma im Sesamöl anrösten. Mit Apfelessig ablöschen und mit Brühe aufgießen. Für 15 Minuten köcheln lassen, mit Kümmel, Salz und Pfeffer würzen und mit dem Stabmixer pürieren. Anrichten und mit Schnittlauch bestreuen.

FEINE KÜRBISCREMESUPPE AUS HOKKAIDO

3 Portionen
500 gr Hokkaido Kürbis
500 ml Gemüsebrühe
2 geschälte und gewürfelte Zehen Knoblauch
1 geschälte und gewürfelte Zwiebel
2 EL Kokosöl
etwas Soja-Sahne, dicke Kokosmilch oder veganer Sauerrahm
etwas Salz
etwas Pfeffer
etwas Muskat
etwas Kürbiskernöl

Waschen Sie zuerst den Kürbis und schneiden Sie dann den Stielansatz ab. Halbieren Sie ihn und entfernen Sie die Kerne. Danach schneiden Sie den Kürbis in grobe Würfel.
Erhitzen Sie das Öl in einem großen Topf und braten Sie den Knoblauch und die Zwiebel darin glasig.

Gießen Sie mit der Brühe auf und geben Sie die Kürbiswürfel hinzu. Danach rühren Sie die Kokosmilch oder die Sahne unter und lassen alles für etwa 8 Minuten köcheln.
Wenn der Kürbis weich ist, können Sie die Suppe mit dem Stabmixer pürieren. Wenn die Suppe eine schön

cremige Konsistenz hat, schmecken Sie sie mit Salz, Pfeffer und Muskat ab.

Geben Sie etwas Kürbiskernöl über die Suppe, bevor Sie sie servieren.

FUSILLI MIT TOFU-BOLOGNESE

Zubereitungszeit: **45 Minuten**

Portionen: **2**

Zutaten:
- 1 Zwiebel
- 1 Möhre
- 2 Stangen Sellerie
- 170 g geräuchter Tofu
- 1 Knoblauchzehe
- Salz und Pffefer
- 200 g Fusilli
- 5 EL Olivenöl
- 500 g passierte Tomaten
- 40 g altbacken Brötchen
- 1 EL Tomatenmark

Zubereitung:
Möhren schälen und klein schneiden. Staudensellerie waschen und klein schneiden. Knoblauch und Zwiebel schälen und würfeln. Tofu zerbröseln.

Dann 3 EL Olivenöl in einer Pfanne erhitzen und den Tofu darin anbraten. Zwiebel, Knoblauch und Gemüse zugeben und mitbraten. Tomatenmark, passierte Tomaten und Gewürze hineingeben und alles vermischen. Dann 100 ml Wasser zugießen und zugedeckt für 15 Minuten kochen lassen.

Brötchen in Stücke zupfen und in einer Pfanne ohne Fett für 10 Minuten rösten. Dann mit 2 EL Olivenöl beträufeln.

Nudeln in einem Topf weichkochen. Wenn sie fertgi sind kommen sie mit den anderen fertigen Zutaten in eine Schüssel. Die Croutons drüber verteilen und servieren.

AVOCADO AUF TOAST

Portionen: 1 - VORBEREITUNG: 15 MINUTEN – ZUBEREITUNG: 5 MINUTEN   Einfach

Dieses einfache Frühstück ist schnell zubereitet und mit einer Handvoll Zutaten gemacht.

- 1 reife Avocado
- ½ Zitrone
- Prise Chiliflocken
- 2 Scheiben Sauerteigbrot
- Natives Olivenöl

49)   1)   Avocado in zwei Hälften schneiden und entkernen. Fruchtfleisch in eine Schüssel geben.

2)   Zitronensaft reingeben und mit einer Gabel zerdrücken.

3)   Mit Meersalz, Pfeffer und Chiliflocken abschmecken.

4)   Brot toasten. Öl beträufeln und Avocado drauflegen.

Kalorien: 501; Fett: 33g; Kohlenhydrate: 38g; Ballaststoffe: 9g; Protein: 10g

FRITTIERTER SOM TAM

Nährwerte: Kalorien: 239,9 kcal, Eiweiß: 12,2 Gramm, Fett: 5,4 Gramm, Kohlenhydrate: 34 Gramm

Für eine Portion benötigst du:
100 Gramm grüne Papaya
50 Gramm Kokosmehl
50 ml Hafermilch
1 TL Backpulver
Saft einer Limette
1 Prise Ingwer, gemahlen
1 Chili, fein gehackt
Öl zum Frittieren

So bereitest du dieses Gericht zu:
Die grüne Papaya in dünne Streifen schneiden. Die restlichen Zutaten zu einem dicken Backteig rühren und die Papaya durchziehen. Im heißen Fett frittieren, abtropfen lassen und anrichten.

VEGANE MINESTRONE

Nährwerte:

- Kalorien: 160 kcal
- Eiweiß: 5,8 Gramm
- Fett: 6,2 Gramm
- Kohlenhydrate: 19,1 Gramm

Für eine Portion benötigst du:

- 1/4 Möhre
- 1 Knoblauchzehe
- 30 Gramm Pastinake
- 30 Gramm Lauchringe
- 1 TL Olivenöl
- 1/2 TL Tomatenmark
- 200 ml Gemüsebrühe
- 3 Kirschtomaten
- 20 Gramm Suppennudeln ohne Ei
- 1 TL italienische Kräuter
- Salz und Pfeffer

So bereitest du dieses Gericht zu:

Möhre, Knoblauch und Pastinake klein schneiden und zusammen mit dem Lauch im Olivenöl anbraten. Tomatenmark kurz mitrösten und mit der Brühe aufgießen. Für 4 Minuten kochen. Die Tomaten und die

Suppennudeln hinzu geben und für weitere 6 Minuten köcheln lassen. Mit italienischen Kräutern, Salz und Pfeffer würzen und anrichten.

SCHNELLER KARTOFFELSALAT

Für: 4 Personen
Schwierigkeitsgrad: einfach
Dauer: 25 Minuten Gesamtzeit
Zutaten
1 kg Babykartoffeln
100 g Erbsen
1 Avocado
1 1/2 Teelöffel Reisessig
1/2 Teelöffel Senf
1/2 Teelöffel Salz
4 Teelöffel Olivenöl
30 g Bärlauch
1 kleine grüne Chilischote
1 kleine rote Chilischote
Zubereitung
Kartoffeln schälen und in Salzwasser 15 Minuten kochen. 3 Minuten vor Ende der Garzeit Erbsen hinzugeben. Abgießen und kalt abschrecken. Kartoffeln in Scheiben schneiden.

Chilischoten entkernen und in Ringe schneiden. Bärlauch von den Stielen befreien, waschen und in feine Streifen schneiden. Alles zusammen in eine große Schüssel geben.

Avocado schälen und in grobe Stücke schneiden. Mit dem Reisessig, Senf und Salz in einen Mixer geben und zerkleinern. Olivenöl dazu geben und alles zusammen mixen bis eine cremige Masse entsteht.

Kartoffelscheiben, Bärlauch und Chili mit der Avocado-Masse vermengen und abschmecken.
Rote Chilischote entkernen, in feine Ringe schneiden und über den Kartoffelsalat streuen.

SCHNELLE PIZZA

Für 2 Portionen
Zubereitungszeit: 45 Minuten
Schwierigkeitsgrad: leicht

Zutaten:
350 Gramm Mehl
1 Päckchen Trockenhefe
150 Milliliter heißes Wasser
1 Esslöffel Zucker
1 Teelöffel Salz
1 Teelöffel Kümmel
1 Teelöffel Paprikapulver
1 Teelöffel Oregano

Für den Belag

2 Dosen Champignons
1 Dose Ananas
1 Dose Mais
2 Zwiebeln
30 Gramm Tomatenmark
200 Gramm Räuchertofu
4 Esslöffel Olivenöl

Zubereitung:
1. Mehl mit Hefe, Kräutern und Gewürzen mischen. Vom Olivenöl zwei Löffel mit Wasser mischen, unter

das Mehl mischen und Teig bereiten. Teig 20 Minuten gehen lassen.

2. Zwiebeln würfeln, in Öl andünsten, Champignons und Tomatenmark dazugeben und mitdünsten. Räuchertofu zerschneiden. Ananas und Mais abtropfen lassen.

3. Pizzateig auf einem mit Backpapier ausgelegten Blech ausrollen. Champignons, Ananas, Mais und Räuchertofu auf dem Teig verteilen. Pizza bei Ober- und Unterhitze 20 Minuten backen,

TOMATES PROVENCALES

Ergibt 4 Portionen

Fertig in: 20min   Schwierigkeit: leicht

8 Tomaten
4EL Paniermehl
2 Knoblauchzehen
Sesamöl zum Einfetten

4EL Frische Petersilie
Salz
Etwas Thymian

LOS GEHT´S

1. Knoblauch schälen und klein hacken.
2. Tomaten waschen, Strunk entfernen und halbieren. Halbierte Tomaten mit Salz, gehackter Petersilie und Knoblauch bestreuen.
3. Paniermehl drüber geben und einen paar Tropfen Olivenöl.
4. Auflaufform mit Olivenöl einfetten, Tomaten in die Auflaufform geben und im Backofen etwa 15 Minuten bei 200 Grad backen.
5. Nach Belieben etwas Thymian über die Tomaten geben.
6. Servieren und genießen.

HIMBEER-KOKOS-GRIEßBREI

Ein   fruchtig   leckerer   Start   in   den   Tag.

Schwierigkeitsgrad: leicht
Portionen: 2
Zubereitungsdauer: 15 Minuten
Koch-/Backzeit: 10 Minuten

ZUTATEN
- ☐   100 g Grieß
- ☐   600 ml Kokosmilch
- ☐   4 Esslöffel Himbeeren
- ☐   4 Esslöffel Kokosflocken
- ☐   4 Esslöffel Zucker

ZUBEREITUNG
Damit beginnen die Kokosmilch in einem Topf zusammen mit dem Zucker zu erhitzen. Sobald die Milch beginnt zu sprudeln den Grieß einrühren, von der Herdplatte ziehen und für etwa 5 Minuten aufquellen lassen.
Den Grieß dann auf einen Teller geben. Die Himbeeren kurz abspülen, ein wenig abtrocknen und auf dem Grieß verteilen.
Die Kokosflocken in eine Pfanne geben und für einen Moment auf mittlerer Hitze anrösten, dann ebenfalls auf dem Grieß verteilen und den Grieß im noch warmen Zustand servieren.

GEBRATENE ANANAS

Gut ich gebe es zu: Ursprünglich habe ich dieses Rezept immer mit gebratenen Bananen gemacht. Doch Ananas schmecken definitiv genauso gut - übertreiben solltest du es mit diesem Snack nicht. Dazu kannst du einige Nüsse geben oder einfach dazu essen.

Zutaten:
☐　　Einige Ringe Ananas (frisch oder aus der Dose)
☐　　1 EL Kokosöl

Zubereitung:
Erhitze das Kokosöl und brate die Ananas von beiden Seiten knapp 2 Minuten an. Dazu passt etwas Kokosblütenzucker zum Süßen.

GURKEN-KRESSE-SALAT

Zubereitungszeit: 15 Minuten
2 Portionen

Zutaten:
½ Gurke
50 g Kresse
2 Frühlingszwiebeln (grüner Anteil)
1 EL Rapsöl
2 EL Zitronensaft
1 EL Weißweinessig
2 EL Kürbiskerne
Salz und Pfeffer

Zubereitung:

Gurke waschen und mit einer Reibe fein raspeln. In einen Sieb geben und abtropfen lassen.
Frühlingszwiebeln waschen und in dünne Ringe schneiden. Kresse mit einer Schere vom Topf abschneiden.
Für das Dressing Öl, Zitronensaft und Essig in einem Schälchen verrühren und mit Salz und Pfeffer abschmecken.

Gurke, Frühlingszwiebeln und Kresse in eine Schüssel geben und mit dem Dressing beträufeln. Alles gut miteinander vermengen.

Auf zwei Tellern oder in zwei Schälchen anrichten und servieren.

TOM KA KOKOS-SUPPE

Kalorien: 317,4 kcal | Eiweiß: 3,8 g | Fett: 28,9 g | Kohlenhydrate: 8 g

Zubereitungszeit: 15 Minuten

Zutaten für eine Portion:

150 ml Kokosmilch | 100 ml Gemüsebrühe | 1/2 Stange Zitronengras | 2 Kafir-Limettenblätter | 1 Chili | 50 Gramm Zucchini | 80 Gramm Champignons | 1 EL Sojasauce | 2 Scheiben Limette

Zubereitung:

Die Kokosmilch mit der Brühe, dem Zitronengras und den Limettenblättern aufkochen. Chili, Zucchini und Champignons klein schneiden und in die Suppe geben. Mit Sojasauce und den Limetten würzen, für 8 Minuten köcheln lassen und anrichten.

GUACAMOLE

Früher kannte man Guacamole nur aus der mexikanischen Küche, inzwischen kann man sie auch zu vielen anderen Gerichten genießen.

2 Portionen
2 reife Avocados
1 Limette
2 TL Olivenöl
1/2 rote Zwiebel
1 grüne Chilischote

BUNTE SCHÜSSEL MIT TOFU UND KICHERERBSEN

Zubereitungszeit: **5 Minuten**

Portionen: **1**

Zutaten:
- 1 Handvoll Sojasprossen
- 3 Handvoll Rucola
- 3 Radieschen
- 2 Karotten
- 3 Champignons
- ½ Avocado
- 1 Handvoll Rotkraut
- 200 g Tofu
- 200 g Kichererbsen
- 1 rote Paprika
- 1 TL Sesam
- 1 EL Olivenöl
- 1 Zitrone
- 3 EL Tahini
- Salz und Pfeffer
- 1 EL Olivenöl

Zubereitung:
Gemüse und Rucola waschen und klein schneiden.
Etwas Öl in einer Pfanne erhitzen und den Tofu darin anbraten.

Zitrone auspressen und mit Tahini, Salz, Pfeffer und 1 EL Olivenöl vermischen.

Dann den Rucola in eine Schüssel geben. Darauf das gemüse verteilen und den Tofu beilegen. Kichererbsen abtropfen lassen und mit in die Schüssel geben. Das Dressing drüber gießen und genießen.

GEBRATENE ROSENKOHLSPROSSEN

Portionen: 4 - VORBEREITUNG: 10 MINUTEN – ZUBEREITUNG: 11 MINUTEN Fingerfood
Rosenkohl mit gerösteten Kreuzkümmelkernen schmeckt super und enthält viel Folsäure
Kochen

- 8 Rosenkohlsprossen
- 1 EL gehackter Knoblauch
- 5 EL Pflanzenöl
- ½ TL Kreuzkümmelkerne geröstet und gemahlen
- ½ TL Salz
- ¼ TL gemahlener Pfeffer

1) Äußere Schicht der Sprossen abziehen. Die Stiele abschneiden. Abspülen, trockentupfen und in 2 Hälften schneiden.

2) Knoblauch und 4 EL Öl in eine kleine Schüssel geben und 50 Sekunden lang in die Mikrowelle stellen.

3) Restliches Öl in eine Pfanne geben und bei mittlerer Hitze erhitzen.

4) Jedes Rosenkohl halb in die Mischung eintauchen und in die Pfanne mit der flachen Seite nach unten stellen.

5) Restlichen Knoblauch auf Rosenkohl verteilen und Kreuzkümmel sowie etwas Salz darüber streuen.

6) 5 Minuten kochen lassen und dann wenden. Pfeffer und etwas Salz darüber streuen und weitere 5 Minuten kochen.

Pro Portion: Kalorien: 35; Fett: 2g; Kohlenhydrate: 9g; Ballaststoffe: 4g; Protein: 4g

FRUCHTIG PIKANTER SALAT

Nährwerte: Kalorien: 155,8 kcal, Eiweiß: 1,9 Gramm, Fett: 5,7 Gramm,
Kohlenhydrate: 23,3 Gramm

Für eine Portion benötigst du:
1/4 Apfel
30 Gramm Honigmelone
30 Gramm Mango
30 Gramm Ananas
30 Gramm Brombeeren
10 Gramm Spinat
1 EL Reisessig
1 Messerspitze Cayenne-Pfeffer
1 Messerspitze Ingwer, gerieben
1 EL Zitronenmelisse
1 TL Kokosöl
Sojasauce

So bereitest du dieses Gericht zu:
Das Obst klein schneiden und zusammen in eine Schüssel geben. Den Spinat grob schneiden und unterrühren. Aus den restlichen Zutaten ein Dressing rühren und den Salat damit marinieren. Für einige Minuten ziehen lassen und servieren.

SALAT MIT GLASNUDELN

Nährwerte:

- Kalorien: 114,2 kcal
- Eiweiß: 3,9 Gramm
- Fett: 5,4 Gramm
- Kohlenhydrate: 11,7 Gramm

Für eine Portion benötigst du:

- 30 Gramm Glasnudeln
- 1 Schalotte
- 20 Gramm grüne Bohnen
- 1/4 Gurke
- 1/2 Paprika gelb
- 1 Tomate
- 1 Messerspitze Ingwer gerieben
- 1 TL Agavendicksaft
- 1 EL Sojasauce
- Saft und Abrieb einer Bio Limette
- 1 EL Cashew Nüsse geröstet

So bereitest du dieses Gericht zu:

Die Glasnudeln für 5 Minuten in warmem Wasser ziehen lassen, herausnehmen und abtropfen. Das Gemüse klein schneiden und zusammen mit den Glasnudeln in eine Schüssel geben. Aus den restlichen

Zutaten ein Dressing rühren und den Salat damit marinieren. Kurz durchziehen lassen und anrichten.

VEGANER FRÜHSTÜCKSZOPF

Für: 1 Personen

Schwierigkeitsgrad: normal

Dauer: 100 Minuten Gesamtzeit

Zutaten

500g Mehl

300ml Sojamilch

3EL Zucker

3EL Margarine

2TL Salz

1Pk Trockenhefe

Zubereitung

Ofen auf 200 Grad vorheizen.

Alle Zutaten in eine große Schüssel geben und vermischen. Alles durchkneten und dann für eine Stunde an einem warmen Ort stehen lassen.

Teig jetzt hernehmen und in große Stücke teilen, um daraus den Zopf zu flechten.

Den Zopf mit Sojamilch bestreichen und für 30 Minuten in den Ofen geben.

QUINOA-BOWL MIT NÜSSEN

Für 4 Portionen
Zubereitungszeit: 40 Minuten
Schwierigkeitsgrad: leicht

Zutaten:
500 Milliliter Mandel-Kokos-Drink
250 Gramm Quinoa
1 Zimtstange, Kardamom, etwas Vanillemark
1 Esslöffel Kokosblütenzucker
1 Becher Kokosjoghurt Mango von Joya
1 Handvoll Walnüsse und Obst
Ahornsirup

Zubereitung:
1. Mandelkokosdrink mit Kokosblütenzucker und Gewürzen verrühren, kochen lassen. Quinoa dazugeben und 15 Minuten köcheln lassen. Anschließend noch 10 Minuten quellen lassen.
2. Quinoa mit Ahornsirup süßen und zusammen mit Kokosjoghurt, Nüssen und Obst in Schüsseln anrichten.

WÜRZIGE LINSEN

Ergibt 4 Portionen

Fertig in: 45min   Schwierigkeit: leicht

500g rote Linsen
1TL Kurkuma
1l Wasser
1 Zwiebel
2 Knoblauchzehen
½ TL Kümmel

100g Sojajoghurt
2cm Ingwer
2-4 grüne Chilischoten
Salz und Pfeffer
Kokosöl zum Braten

LOS GEHT´S

1. Linsen mit Kurkuma und Salz etwa 20 bis 30 Minuten köcheln lassen, bis die Linsen weich sind.
2. Zwiebeln, Knoblauch, Chilischoten und Ingwer fein hacken und in einer Pfanne mit Kokosöl weich dünsten.
3. Chili, Kreuzkümmel und abgetropfte Linsen hinzugeben und alles zusammen erhitzen. Mit Salz und Pfeffer abschmecken.
4. Zum Schluss den Sojajoghurt über die Linsen geben.
5. Servieren und genießen.

ZEBRABROT MIT BANANEN UND SCHOKOLADE

Ob zu Brot, zu Bohnen oder pur – ob mit Schnittlauch, mit Lauchzwiebeln oder ohne alles – Rührei ist immer ein leckeres Frühstück.

Schwierigkeitsgrad: leicht
Portionen: 10 Scheiben
Zubereitungsdauer: 20 Minuten
Koch-/Backzeit: 60 Minuten

ZUTATEN
- ☐ 20 g Kakaopulver
- ☐ 30 g Kokosöl, zerlassen
- ☐ 35 g dunkle Schokolade (85% Kakao)
- ☐ 40 g Kokosblütenzucker (alternativ brauner Zucker)
- ☐ 50 g Mandeln, gemahlen
- ☐ 140 g Mehl
- ☐ 125 ml Sojamilch
- ☐ ¼ Teelöffel Natron
- ☐ ¼ Teelöffel Vanille, gemahlen
- ☐ 1 Teelöffel Backpulver
- ☐ 1 Esslöffel Chiasamen
- ☐ 2 Esslöffel Ahornsirup
- ☐ 2 Esslöffel Sojamilch
- ☐ 3 Esslöffel Wasser
- ☐ 1 Prise Salz
- ☐ 1 Banane zum Dekorieren
- ☐ 3 Bananen, reif

ZUBEREITUNG

Zunächst eine Kastenform mit einer Länge von etwa 22 Zentimetern einfetten und mit Backpapier auslegen. Den Backofen derweil auf 180°C Ober-/Unterhitze vorheizen.

Das Kokosöl in der Mikrowelle oder in einem Topf zerlassen und leicht abkühlen lassen. Unterdessen die Chiasamen mit dem Wasser in eine Schüssel geben und für rund 5 Minuten aufquellen lassen.

In der Zwischenzeit die drei Bananen schälen, in eine Schüssel geben und mithilfe einer Gabel zu einer püreeartigen Konsistenz verarbeiten.

Dem Bananenpüree den Ahornsirup, das Kokosöl sowie die 125 Milliliter Sojamilch unterrühren.

In einer anderen Schüssel die trockenen Zutaten – außer die Schokolade und das Kakaopulver – vermischen und dann die flüssigen Zutaten – außer den 2 Esslöffeln Sojamilch – sowie die aufgequollenen Chiasamen mit dem restlichen Schüsselinhalt vermischen.

Den Teig in zwei Hälften teilen und einen Teil des Teiges in eine andere Schüssel geben. Aus der einen Teighälfte dann den dunklen Teig herstellen – dafür die dunkle Schokolade fein hacken und zusammen mit dem Kakaopulver und der Sojamilch mit dem Teig vermengen.

Damit in der Kastenform der Zebra-Effekt entsteht mithilfe eines Esslöffels im Wechsel den hellen und den dunklen Teig übereinander in der Kastenform verteilen. Die übrig gebliebene Banane der Länge nach teilen und auf der Oberfläche des Teiges platzieren.

Das Brot anschließend in den vorgeheizten Ofen schieben und auf mittlerer Schiene für etwa 50 bis 60 Minuten backen lassen. Sollte die Oberfläche des Teigs nach 40 Minuten bereits zu dunkel werden, so die Kastenform einfach mit einem Stück Alufolie bedecken bis die Backzeit vorüber ist. Um dies noch einmal zu prüfen mithilfe eines Stäbchens testen, ob beim Einstechen in das Brot noch Teig am Stäbchen haften bleibt. Ist dies nicht der Fall, so kann das Zebrabrot aus dem Ofen genommen und für 15 Minuten zum Abkühlen stehen gelassen werden.

Dann das Brot aus der Kastenform nehmen und auf einem Kuchengitter platzieren, wo es endgültig auskühlen gelassen wird.

WEIßER BOHNENSALAT

Der einfach zuzubereitende Salat vermischt gekonnt die süße von Früchten mit den herzhaften Bohnen und Gewürzen. Lasse es ruhig auf einen Versuch ankommen!

Zutaten:

- [ ] 1 Zwiebel
- [ ] 1 Dose weiße Bohnen (grüne Bohnen oder Kidneybohnen gehen ebenfalls)
- [ ] 1 Orange
- [ ] 1,5 Äpfel
- [ ] 4 EL Pflanzenöl
- [ ] 2 TL Senf
- [ ] 1,5 EL Weißweinessig
- [ ] Salz, Pfeffer und ein wenig Thymian (am besten frischen)

Zubereitung:

Gieße die Bohnen in ein Sieb ab und wasche sie mit kaltem Wasser ab. Im Anschluss können die Bohnen schon einmal in die Salatschüssel.

Schneide den Apfel klein und filetiere die Orange. Die Zwiebel wird gewürfelt und alles kommt zusammen mit dem Thymian in die Salatschüssel.

Das Dressing rührst du am besten separat an. Vermische dafür das Öl mit dem Essig, dem Senf sowie Salz und Pfeffer. Vermenge das Dressing mit dem Salat und lasse den Salat vor dem Servieren ein wenig ziehen.

KUCHENTEIG ZUM LÖFFELN

Zubereitungszeit: 20 Minuten
2 Portionen

Zutaten:
100 g Dinkelmehl
150 g brauner Rohrzucker
50 g Kokosöl
50 ml Mandelmilch
1 TL Vanilleextrakt
Salz

Zubereitung:

Kokosöl einem Topf erwärmen und den Zucker darin auflösen. Eine Prise Salz und Vanilleextrakt hinzufügen. Topf vom Herd nehmen und nach und nach das Mehl dazugeben. Für das Rezept kann das Dinkelmehl problemlos durch eine glutenfreie Mehlmischung ersetzt werden. Zuletzt die Milch einrühren. Für 5-10 Minuten abkühlen lassen.
In zwei Schälchen anrichten und servieren.

GEFÜLLTE GEMÜSEPALATSCHINKEN

Kalorien: 287,4 kcal | Eiweiß: 11 g | Fett: 9,2 g | Kohlenhydrate: g

Zubereitungszeit: 25 Minuten

Zutaten für eine Portion:

Für die Palatschinken

125 ml Reisdrink | 3 EL Dinkelmehl | 1 TL Kichererbsenmehl | eine Prise Muskatnuss | 2 EL Mineralwasser | 1 TL Schnittlauchringe | 1 TL Kokosöl zum Backen

Für die Gemüsefüllung

20 Gramm Lauch in Streifen geschnitten | 20 Gramm Karotten geraspelt | 20 Gramm Stangensellerie | 1 TL Sesamöl | 1 TL Paprikamark | Salz | Pfeffer | 1/2 TL Majoran | 2 EL veganer Joghurt

Zubereitung:

Für die Palatschinken aus allen Zutaten einen glatten Teig rühren und im Kokosöl zu einer oder zwei

Palatschinken backen. Für die Füllung das Gemüse im Sesamöl anbraten und mit dem Paprikamark rösten. Salzen, pfeffern und mit Majoran würzen. Das Joghurt einrühren und die Palatschinke damit befüllen.

TOFU-EINTOPF AUF MEDITERRANE ART

4 Portionen
250 gr Champignons
180 gr gehackter Tofu
1 Dose gewürfelte Tomaten
1 kleine Aubergine
1 große Zucchini
150 ml Gemüsebrühe
1 Zehe/n Knoblauch
1 große Zwiebel(n)
1 EL Tomatenmark
1 EL Öl
eine Prise Salz & Pfeffer
eine Prise italienische Kräuter

Zuerst wird die Zwiebel fein würfelig geschnitten und danach im Öl angeschwitzt. Fügen Sie den gehackten Tofu hinzu und braten Sie in an. Hacken Sie den Knoblauch fein und geben Sie diesen zusammen mit dem Tomatenmark zum Tofu.
Löschen Sie alles mit Gemüsebrühe ab und schneiden Sie dann Zucchini und Aubergine in Würfel. Geben Sie das Gemüse gemeinsam mit den Tomaten zum Tofu und lassen Sie alles für etwa 10 Minuten köcheln. Schneiden Sie die Champignons in Scheiben und geben Sie auch diese, zusammen mit den italienischen Kräutern, zum Eintopf hinzu. Schmecken Sie alles mit Salz und Pfeffer ab und lassen Sie den Eintopf weitere 10 Minuten köcheln.

HIRSE MIT GEMÜSE UND ERBSEN

Zubereitungszeit: **15 Minuten**

Portionen: **2**

Zutaten:

- 90 g Hirse
- 1 Dose Kichererbsen
- 1 kleine Dose Erbsen
- Salz und Pfeffer
- 2 Zucchinis
- 2 Möhren
- 200 ml Gemüsebrühe
- 1 Zwiebel
- 1 Knoblauchzehe
- 2 EL Kokosöl

Zubereitung:

Möhren schälen und in Ringe schneiden. Zucchinis waschen und würfeln. Zwiebel und Knoblauch schälen und würfeln.

Gemüse, Zwiebel und Knoblauch auf einer Pfanne mit Öl andünsten lassen. Dann die Hirse zugeben und vermischen.

Brühe zugießen und alles für 5 Minuten kochen lassen.

Kichererbsen und Erbsen abtropfen lassen und mit in die Pfanne geben. Für weite 5 Minuten köcheln lassen.

Anschließend würzen und servieren.

VEGANES MILCHREISBOOT

Portionen: 2 - VORBEREITUNG: 10 MINUTEN – ZUBEREITUNG: 40 MINUTEN   Orientalisch

Wenn Sie es gern scharf mögen, können Sie noch Chiliflocken, geräuchertes Paprikapulver oder andere Gewürze auf die Kartoffel streuen.

Kochen

- 90g Cashewnüsse
- 100g schwarzer Reis
- 150ml Kokosmilch
- 70ml Wasser
- 1 Stück Vanilleschote
- Etwas Salz
- 100ml Mandelmilch
- 2 EL Agavensirup
- Etwas Salz
- 1 Limette
- 1 kleine Papaya
  65)

1)   Cashewkerne für 2 Stunden in Schale mit kaltem Wasser geben.

2)   Währenddessen eingeweichtem Reis in einen Topf geben.

3)   Wasser, Vanilleschote Kokosmilch dazugeben und aufkochen.

4)   Bei niedriger Hitze 35-45 Minuten köcheln.

5)   Cashewkerne entnehmen und mit Agavensirup und Salz vermixen.

6)   Nach und nach Mandelmilch dazu geben und cremig pürieren. Am Ende Abrieb einrühren.

7)   Mit Reis, Cashewcreme und gewürfelte Papaya servieren.

Pro Portion: Kalorien: 35; Fett: 3g; Kohlenhydrate: 12g; Ballaststoffe: 13g; Protein: 4g

ROTWEIN-TOFU A LA SAUERBRATEN

Nährwerte: Kalorien: 220,4 kcal, Eiweiß: 12 Gramm, Fett: 10,8 Gramm, Kohlenhydrate: 11,8 Gramm

Für eine Portion benötigst du:
1/4 Möhre
20 Gramm Petersilienwurzel
20 Gramm Lauch
1 TL Öl
1 TL Tomatenmark
1/2 TL Paprikapulver
30 ml Rotwein
100 ml Gemüsebrühe
1 TL Thymian
1 Lorbeerblatt
1 Prise Vanillezucker
120 Gramm Räuchertofu
1 TL Maismehl
2 EL Mandelmilch

So bereitest du dieses Gericht zu:
Möhre, Petersilienwurzel und Lauch klein schneiden und im Öl scharf anbraten. Das Tomatenmark und das Paprikapulver mitrösten und das Ganze mit dem Rotwein ablöschen. Mit der Brühe aufgießen und Thymian, Lorbeerblatt und Vanillezucker hinzufügen.
Den Tofu würfeln und hineingeben. Für 10 Minuten köcheln lassen. Das Maismehl mit der Mandelmilch

verrühren, in den Sud einrühren, kurz eindicken lassen und servieren.

DREIERLEI KARTOFFELCHIPS

Nährwerte:

- Kalorien: 318,2 kcal
- Eiweiß: 4,3 Gramm
- Fett: 9,1 Gramm
- Kohlenhydrate: 52,6 Gramm

Für eine Portion benötigst du:

- 1 Kartoffel
- 80 Gramm Süßkartoffel
- 1 Violetta Kartoffel
- 1 EL Apfelessig
- 1 TL Rosmarin fein gehackt
- Salz und Pfeffer
- 1 EL Walnussöl

So bereitest du dieses Gericht zu:

Die Kartoffeln ca. 2 mm dick schneiden. Die restlichen Zutaten vermengen und die Kartoffeln darin marinieren. Auf ein Backblech mit Backpapier legen und im Ofen für 30 Minuten bei 190° Celsius backen.

LINSEN-TABOULEH

Für: 4 Personen
Schwierigkeitsgrad: einfach
Dauer: 30 Minuten Gesamtzeit
Zutaten
200g Linsen
1 Bund Frühlingszwiebeln
200g reife Kirschtomaten
1 großes Bündel frischer Blattpetersilie
1 großer Bund frischer Minze
extra natives Olivenöl
1 Zitrone
Zubereitung
Spülen Sie die Linsen aus und kochen Sie sie in reichlich Salzwasser bis sie weich sind. Abgießen und beiseite stellen, um abzukühlen.

Die Frühlingszwiebeln abschneiden und fein schneiden, die Tomaten halbieren, die Kräuterblätter picken und fein hacken.

Die abgekühlten Linsen mit Frühlingszwiebeln, Tomaten, Kräutern und 4 EL Öl vermischen. Den Zitronensaft abschmecken, mit Meersalz und schwarzem Pfeffer würzen und servieren.

AVOCADO-KICHERERBSEN-SALAT

Für 4 Portionen
Zubereitungszeit: 15 Minuten
Schwierigkeitsgrad: leicht

Zutaten:
1 Dose Kichererbsen
2 reife Avocados
1 Zitrone
1 kleine Salatgurke
2 Bund Rucola
2 Esslöffel Olivenöl
1 Esslöffel Sesam hell
1 Esslöffel Sesam schwarz
Salz

Zubereitung:
1. Kichererbsen abtropfen lassen. Von der Schale der Zitrone 1 Teelöffel abreiben. Zitrone auspressen und vom Saft 2 Esslöffel mit 3 Esslöffel Wasser, Salz, Zitronenschale und Olivenöl verrühren, über die Kichererbsen geben.
2. Gurke schälen, halbieren, Kerne entfernen und Gurke in feine Scheiben schneiden.
3. Von der Avocado das Fruchtfleisch in Spalten schneiden und zusammen mit Rucola und Sesam zum Salat geben.

GEFÜLLTE PAPRIKA

Ergibt 2 Portionen

Fertig in: 35min   **Schwierigkeit: leicht**

2 Paprika	**50g Mandelsplitter**
1 Zwiebel	100ml Kokosmilch
3 Karotte	**1TL Currypulver**
2 Tomaten	1EL Sesamöl
120g Naturreis	Salz und Pfeffer

LOS GEHT'S

1. Backofen auf 220°C vorheizen.
2. Paprika waschen und Strunk entfernen. Deckel von der Paprika abtrennen und vorsichtig entkernen. Deckel wird später weiter verwendet.
3. Tomaten waschen, Strunk entfernen und in kleine Stücke schneiden.
4. Karotte schälen, waschen und in kleine Stücke schneiden.
5. Zwiebel schälen, klein hacken und in einer mit Öl erhitzen Pfanne goldbraun anbraten.
6. Reis nach Packungsanleitung bissfest kochen und mit Karotten, Tomaten, Zwiebel, Mandelsplittern, Kokosmilch und Currypulver gut vermischen. Mit Salz und Pfeffer abschmecken.

7. Reis-Gemüse-Masse in die ausgekratzten Paprika füllen und den Paprikadeckel, wenn die Paprika komplett gefüllt sind, wieder draufsetzen.
8. Gefüllten Paprika in einer Auflaufform in den vorgeheizten Backofen geben und circa 20 Minuten überbacken.
9. Paprika herausnehmen, auf einem Teller servieren und genießen.

JAMAIKA-REIS

In Jamaika zählt Reis zu einer der beliebtesten Vorspeisen – doch langweilig war gestern, hier kommt durch Kidneybohnen und Kokosmilch Geschmack in die Sache.

Schwierigkeitsgrad: mittel
Portionen: 2
Zubereitungsdauer: 5 Minuten
Koch-/Backzeit: 25 Minuten

ZUTATEN
- ☐ 125 g Kidneybohnen
- ☐ 250 g Langkornreis
- ☐ 300 ml Kokosmilch
- ☐ 1 Zweig Thymian
- ☐ 1 Frühlingszwiebel
- ☐ **Salz**
- ☐ **Pfeffer**

Zubereitung
Die Kidneybohnen abgießen, abtropfen lassen und dann zusammen mit 180 Millilitern Wasser in einem Topf für rund 10 Minuten kochen lassen.
Derweil die Frühlingszwiebel säubern, die Enden abschneiden und die Frühlingszwiebel fein hacken. Den

Thymian abspülen, trocknen lassen und ebenfalls zerhacken.

Nach 10 Minuten die Kokosmilch zusammen mit den gehackten Frühlingszwiebeln und dem gehackten Thymian zu den Kidneybohnen in den Topf geben. Das Ganze mit Salz und Pfeffer würzen, dann für weitere 5 Minuten kochen lassen.

Im Anschluss den Reis hinzugeben, unterrühren und zugedeckt auf niedriger Hitze für etwa 10 Minuten köcheln lassen bis der Reis eine weiche Konsistenz entwickelt und die gesamte Flüssigkeit aufgesogen ist.

FALAFEL

Ideal zum Mitnehmen sind auch die knusprigen Kichererbsen-Bällchen. Zur Zubereitung wird durch das Frittieren viel Öl benötigt - doch du kannst überschüssiges Öl auch mit einem Küchentuch auffangen.

Zutaten:

- ☐ 250 Gramm Kichererbsen aus der Dose
- ☐ 1 Zwiebel
- ☐ Nach Geschmack 1 bis 2 Knoblauchzehen
- ☐ 3 EL Petersilie
- ☐ 9 EL Mehl
- ☐ 1 TL Backpulver
- ☐ Gut ½ Liter Öl zum Frittieren der Falafel
- ☐ Jeweils 1 gehäuften TL Kreuzkümmel und Koriander
- ☐ ½ TL Kurkuma
- ☐ Salz und Pfeffer nach Geschmack

Zubereitung:

Die Kichererbsen in ein Sieb schütten und mit kaltem Wasser abspülen.

Zwiebeln und Knoblauchzehen schälen und grob zerkleinern. Im nächsten Schritt mit den Kichererbsen und der Petersilie pürieren.

Jetzt kommen die Gewürze dazu und das Mehl wird nach und nach untergehoben. Das Backpulver kommt im letzten Schritt hinzu. Falls die Masse zu flüssig ist, noch etwas Mehl unterheben.

Das Öl nun in einem Topf stark erhitzen. Die Masse zu kleinen Bällchen formen und für 2 bis 4 Minuten im Öl frittieren. Nimm die Bällchen heraus und lege sie erst auf ein saugfähiges Stück Küchenpapier ab. Im kalten Zustand schmecken die Falafel auch unterwegs super.

AVOCADO-EDAMAME-DIP

Zubereitungszeit: 15 Minuten
2 Portionen

Zutaten:
150 g Edamame-Bohnen
½ Avocado
2 mittelgroße Tomaten
1 Limette
2 TL Wasser
Frischer Schnittlauch
Frischer Koriander
Salz

Zubereitung:

Edamame-Bohnen in eine Schüssel geben und mit einem Stabmixer pürieren.
Avocado der Länge nach halbieren, Kern entfernen und das Fruchtfleisch mit einem Löffel herauslösen. Avocado gemeinsam mit dem Saft einer Limette und dem Wasser zu den Bohnen geben und erneut pürieren.
Tomaten waschen und enthäuten. Hierfür die Tomaten an der Oberseite einritzen und mit heißem Wasser übergießen. Die Schale löst sich danach quasi von alleine. Tomaten vierteln, Kerne mit einem Löffel auskratzen und in feine Würfel schneiden.

Schnittlauch und Koriander waschen, trocken schütteln und fein hacken.

Tomatenwürfel und Kräuter unter die Bohnen-Avocado-Masse heben und mit Salz abschmecken.

Zu frischem oder gedünstetem Gemüse, einer Scheibe Brot oder Ähnlichem servieren.

GRÜNES CURRY

Kalorien: 318,9 kcal | Eiweiß: 9,7 g | Fett: 24,1 g | Kohlenhydrate: 13,5 g

Zubereitungszeit: 20 Minuten

Zutaten für eine Portion:

100 Gramm fester Tofu | 1 TL grüne Currypaste | 1 TL Kokosöl | 150 ml Kokosmilch | 50 ml Gemüsebrühe | 2 runde Auberginen | 30 Gramm Erbsenauberginen | 2 Limettenblätter | 1 EL Sojasauce | 1/2 TL Palmzucker | 6 Blätter Thaibasilikum | 1/2 Stange Zitronengras

Zubereitung:

Den Tofu würfeln und zusammen mit der grünen Paste im Kokosöl anrösten. Mit der Kokosmilch und der Brühe aufgießen. Das Zitronengras in den Topf geben. Die Auberginen in mundgerechte Stücke schneiden und mit den Limettenblättern in den Topf geben. Mit Sojasauce und Palmzucker abschmecken. Alles für 15 Minuten köcheln, anrichten und mit Thaibasilikum garnieren.

VEGANER BROKKOLI-REIS-AUFLAUF

4 Portionen
Für das Gemüse
500 gr Brokkoli
2 Zwiebeln
2 EL Olivenöl
1 Prise Salz

Für die Sauce
400 ml Sojamilch
350 ml Wasser
2 EL Weizenmehl
2 EL Olivenöl
3 Zehen Knoblauch
1 TL Paprikapulver
eine Prise Muskat
eine Prise Salz

Und
100 gr veganer geriebener Käse
300 gr gekochter brauner Reis
½ TL Chiliflocken
eine Prise schwarzer Pfeffer

Heizen Sie zuerst das Backrohr auf etwa 180° Grad vor.
Danach schneiden Sie die Zwiebeln in feine Streifen und teilen den Brokkoli in mundgerechte Stücke.
Geben Sie 2 EL Olivenöl in einen ofenfesten Topf und

braten Sie das Gemüse scharf an. Danach nehmen Sie es wieder aus dem Topf raus.

Geben Sie das restliche Öl in den Topf und schwitzen Sie den Knoblauch 2 Minuten bei kleiner Hitze an. Mengen Sie das Mehl bei und rösten Sie dieses nun unter Rühren weitere 2 Minuten. Löschen Sie alles mit Wasser und Sojamilch ab und würzen Sie mit Paprikapulver, Muskat und Salz.

Heben Sie das Gemüse und den Reis unter und geben Sie den Topf mit geschlossenem Deckel für 15 Minuten in das Backrohr zum Schmoren. Nach den 15 Minuten nehmen Sie den Deckel vom Topf und rühren Sie alles gut um. Toppen Sie den Auflauf mit dem Reibekäse und geben Sie Ihn für weitere 10 Minuten zurück in das Backrohr.

Vor dem Servieren können Sie den Auflauf dann mit Pfeffer und Chiliflocken würzen.

FENCHEL-MÖHREN-SPAGHETTI

Nährwerte: Kalorien: 258 kcal, Eiweiß: 6,4 Gramm, Fett: 12,1 Gramm,
Kohlenhydrate: 17,4 Gramm

Für eine Portion benötigst du:
1 kleine Fenchelknolle
1 Möhre
etwas Ingwer, gerieben
1 TL Öl
1 Mandarine, filetiert
50 ml Gemüsebrühe
1 EL Walnüsse, gehackt
1 EL Schnittlauch
Salz und Pfeffer
50 Gramm dünne Konjak-Nudeln

So bereitest du dieses Gericht zu:
Fenchel und Möhren in dünne Streifen schneiden und zusammen mit dem Ingwer im Öl anbraten. Die Mandarine klein schneiden und hinzugeben.
Mit der Brühe aufgießen und die Walnüsse hinzugeben. Alles für 5 Minuten köcheln lassen. Mit Schnittlauch, Salz und Pfeffer abschmecken. Die abgespülten Konjak-Nudeln hinzugeben. Alles für 3 Minuten durchschwenken und anrichten.

GEBRATENER SPARGEL MIT LIMETTEN UND NÜSSEN

Nährwerte:

- Kalorien: 183,1 kcal
- Eiweiß: 4,9 Gramm
- Fett: 14,6 Gramm
- Kohlenhydrate: 6,6 Gramm

Für eine Portion benötigst du:

- 150 Gramm grüner Spargel
- 1 rote Zwiebel
- 1 gelbe Paprika
- 1 TL Haselnussöl
- Saft einer Limette
- 50 ml Gemüsebrühe
- 1/2 TL Thymian
- 1 EL Nüsse gehackt
- 1 Frühlingszwiebel
- Salz und Pfeffer

So bereitest du dieses Gericht zu:

Die Zwiebel und den Paprika würfeln und den Spargel in 3 cm große Stücke schneiden. Zusammen im Öl anbraten. Mit dem Limettensaft ablöschen und mit der Brühe aufgießen. Mit Thymian, Nüssen und gehackter

Frühlingszwiebel verfeinern und für 5 Minuten köcheln lassen. Mit Salz und Pfeffer abschmecken und anrichten.

VEGANER PFLAUMENKUCHEN

Für: 8 Personen

Schwierigkeitsgrad: einfach

Dauer: 60 Minuten Gesamtzeit

Zutaten

185g Dinkelmehl

280g Dinkelvollkornmehl

0.5TL Salz

1.5TL Natron

120ml Sonnenblumenöl

230ml Sojadrink

360g Reissirup

1TL Apfelessig

0.75Tasse Vanillepulver

1kg Pflaumen

Zubereitung

Backofen auf 180°C vorheizen.

In einer Schüssel dann alle trockenen Zutaten miteinander vermengen. In einer zweiten Schüssel alle flüssigen Zutaten miteinander verrühren.

Die trockenen mit den nassen Zutaten verrühren. Dabei die Masse behutsam mit einem Schneebesen kurz verrühren.

Nun den Teig gleichmäßig auf das mit Backpapier belegte Backblech aufstreichen. Die Zwetschgen waschen, halbieren und entsteinen und auf den Teig legen.

Ab in den Backofen mit dem Kuchen und für 40 Min. goldgelb backen.

SEIDENTOFU MIT FRÜHLINGSZWIEBELN

Für 2 Portionen
Zubereitungszeit: 25 Minuten
Schwierigkeitsgrad: leicht

Zutaten:
Für das Dressing:
2 Teelöffel süße Sojasauce
2 ½ Teelöffel Sojasauce
2 Zweige Koriander
1 kleines Stück Ingwer
1 Teelöffel Reisessig
1 Spritzer Sesamöl
1 Messerspitze Chiliflocken
1 Frühlingszwiebel
300 Gramm Seidentofu
2 Frühlingszwiebeln
100 Gramm Edamame-Bohnen

Zubereitung:
1. Dressing bereiten, dafür Frühlingszwiebel in Ringe und Ingwer in kleine Würfel schneiden. Edamame-Bohnen mit Salzwasser blanchieren und abschrecken.
2. Tofu in Scheiben, Frühlingszwiebel in Ringe schneiden. Tofu mit den übrigen Zutaten anrichten.

KARTOFFELPUFFER MIT BIRNENMUß

Ergibt 2 Portionen

Fertig in: 20min   **Schwierigkeit: leicht**

8 mittelgroße Kartoffeln	Birnenmuß:
2 Zwiebeln	4 Birnen (hart)
Salz und Pfeffer	Zimt
Sesamöl zum Braten	20ml Wasser

LOS GEHT´S

Kartoffelpuffer

1. Kartoffeln und Zwiebeln schälen und in einem Mixer pürieren.
2. Püriere Masse in einen Sieb geben, damit die Flüssigkeit abtropfen kann.
3. Anschließend in eine Schüssel geben und mit Salz würzen und alles gut vermischen.
4. Öl in einer Pfanne erhitzen und die Masse in esslöffelgroße Portionen in das Öl legen und leicht platt drücken. Es entstehen kleine runde Fladen in der Pfanne.
5. Die Puffer von beiden Seiten goldbraun braten.

Birnenmuß

1. Birnen schälen, vierteln und entkernen.

2. Birnen in 20ml Wasser kochen bis sie eine weiche Konsistenz haben. Anschließend mit einem Pürierstab pürieren.
3. Birnenmuß in einen Behälter füllen und mit Zimt abschmecken.

Kartoffelpuffer und Birnenmuß zusammen auf einem Teller anrichten. Servieren und genießen.

PAKORAS MIT GEMÜSE

Leckerer Kichererbsenteig gefüllt mit Gemüse.

Schwierigkeitsgrad: leicht
Portionen: 2
Zubereitungsdauer: 45   Minuten

ZUTATEN
- ☐　150 g Karotten
- ☐　150 g Kichererbsenmehl
- ☐　150 g Zucchini
- ☐　250 g Kartoffeln
- ☐　½ Teelöffel Kurkuma
- ☐　½ Teelöffel Natron
- ☐　1 Teelöffel Cayennepfeffer
- ☐　1 Bund Koriander
- ☐　1 Ingwer
- ☐　1 rote Zwiebel
- ☐　**Öl**
- ☐　**Salz**

Zubereitung
Als erstes den Ingwer schälen und diesen reiben. Den Koriander und die Zucchini abwaschen – den Koriander hacken und die Zucchini mithilfe einer Reibe in grobe Stücke   reiben.

Öl in eine Pfanne oder einen Kochtopf geben und solange erhitzen bis es an einem eingetauchten Holzstiel Blasen bildet.

Unterdessen in einer Schüssel das Kichererbsenmehl mit den Gewürzen und dem Natron in 40 Milliliter Wasser geben und so eine Brühe erstellen.

In diese anschließend sowohl das geriebene Gemüse als auch den Ingwer, den Koriander, die Zwiebel und das Salz geben und vermengen.

Mithilfe eines Esslöffels aus dem Teig kleine Bälle formen – wichtig ist dabei schnell vorzugehen, da

der Teig sich sonst immens verflüssigt – und diese für etwa 4 Minuten in den Topf beziehungsweise Pfanne mit dem heißen Öl zu geben.

Immer wieder einmal wenden damit der Teig eine gleichmäßige Bräunung erhält.

Den fertigen Teig aus dem Öl nehmen, auf ein Küchenpapier geben und so abtropfen lassen bevor sie serviert werden.

ZUBEREITUNGSZEIT: 65 MINUTEN

12 Portionen

Zutaten:
500 g Dinkelmehl
2 TL Backpulver
250 g brauner Rohrzucker
120 ml Rapsöl
9 EL Wasser
3 EL Leinsamen
1 unbehandelte Zitrone
Salz

Zubereitung:

Ofen auf 180 Grad Ober- und Unterhitze vorheizen.
Leinsamen in einen Mörser geben und grob zermahlen. Danach die Leinsamen gemeinsam mit dem Wasser in ein Schälchen füllen und für 3-5 Minuten zum Quellen zur Seite stellen.
In der Zwischenzeit das Dinkelmehl mit dem Backpulver und einer Prise Salz vermengen. Wer Backpulver nicht gut verträgt, nimmt stattdessen einfach Weinsteinbackpulver für dieses Rezept.
Zitrone gut abbrausen und die Schale mit einer Reibe abraspeln. Zitronenabrieb in eine separate Schüssel geben und mit dem Rapsöl, dem Zucker und den gequollenen Leinsamen vermengen. Zitrone halbieren und den Saft ebenfalls in die Masse füllen. Zuletzt die

trockenen Zutaten hinzufügen und alles zu einer homogenen Teigmasse verarbeiten.

Eine Springform mit einem Stück Backpapier auslegen und den Teig gleichmäßig darin verteilen.

Auf mittlerer Schiene für 50-55 Minuten backen.

Aus dem Ofen nehmen, vollständig auskühlen lassen und servieren.

MOK MAC AND CHEESE

Kalorien: 442,2 kcal | Eiweiß: 17,6 g | Fett: 8,1 g | Kohlenhydrate: 72 g

Zubereitungszeit: 40 Minuten

Zutaten für eine Portion:

100 Gramm Kartoffel | 1/2 gelbe Möhre | 1/2 Zwiebel | 1 Zehe Knoblauch | 1 Messerspitze Paprikapulver scharf | 1/2 TL Dijonsenf | 1 EL Cashewmus | 1 EL Hefeflocken | 1 TL Apfelessig | Salz | Pfeffer | 100 Gramm Makkaroni gekocht

Zubereitung:

Die Kartoffeln, die Möhre, Zwiebel und Knoblauch sehr klein schneiden und mit Paprika, Senf, Cashewmus und Hefeflocken vermengen. Mit Essig, Salz und Pfeffer würzen und mit den Makkaroni vermengen. Alles in eine Auflaufform geben und bei 180° Celsius für 30 Minuten backen.

VANILLE TRIFLE MIT CRUNCH

8 Gläser
500 gr Soja-Vanille-Joghurt
130 gr Kakaokekse mit Cremefüllung
30 gr Rohrzucker
1 Glas Sauerkirschen
1 Päckchen Vanille-Puddingpulver
½ Vanilleschote

Lassen Sie zuerst die Kirschen auf einem Sieb abtropfen und fangen Sie dabei den Saft auf. Kochen Sie 250 ml des Kirschsaftes mit dem Zucker in einem Topf auf. Vermengen Sie das Puddingpulver mit dem restlichen Kirschsaft und rühren Sie beides schön glatt.

Gießen Sie das Pudding-Gemisch nun in den heißen Saft im Topf und lassen Sie alles unter ständigem Rühren für etwa 1 Minute köcheln.
Ziehen Sie den Topf dann vom Herd und fügen Sie die Kirschen hinzu. Danach lassen Sie den Topf samt Inhalt abkühlen.

Ritzen Sie die Vanilleschote zwischenzeitlich längs auf und kratzen Sie das Vanillemark mit dem Messerrücken heraus. Verrühren Sie es mit dem Joghurt. Danach hacken Sie die Kekse grob und geben diese dann abwechselnd mit der Kirschmasse und dem Joghurt in die Gläser.

ROTKOHL SALAT

Zubereitungszeit: **10 Minuten**

Portionen: **6**

Zutaten:
- ½ Stange Poree
- 800 g Rotkohl
- 200 g Stangensellerie
- 200 g Möhren
- Salz und Pfeffer
- ½ Avocado
- 1 TL Kümmel
- 1 EL Zitronensaft
- 1 Hanvoll Cranberries

Für das Dreissng:
- 4 EL Olivenöl
- 4 EL Senf
- 4 EL Apfelessig
- Salz und Pfeffer

Zubereitung:
Porre, Rotkohl und Sellerie waschen und in Scheiben schneiden. Möhren schälen und reiben. Cranbeeries,

Zitronensaft und Kümmel mit den anderen Zutaten vermengen und würzen.
Die Zutaten für das Dressing vermischen und mit dem Salat servieren.

WURZELGEMÜSEN SALAT

Portionen: 3 – VORBEREITUNG: 15 MINUTEN – ZUBEREITUNG: 0 MINUTEN

Variieren Sie bei der Wahl der Wurzelgemüse. Guten Appetit!

- 1 rote Zwiebel
- 1 Karotte
- 1 Lauch
- 1 Fenchel
- 1 Rübe
- 1 großer Rettich
- 6 Esslöffel Olivenöl
- 2 Esslöffel Apfelessig
- 1-2 Esslöffel Melasse
- Salz und Pfeffer

87)   1)   Rettich, Zwiebeln und Rüben in Streifenform schneiden. Das restliche Gemüse mit einem großen Messer fein schneiden.

2)   Anschließend mit Olivenöl, Salz, Pfeffer und Apfelessig mischen.

3)   Backform mit Backpapier auslegen.

4)   Auf 180°C vorgeheizten Ofen 15 Minuten backen.

5)   Nach diesem Schritt die restlichen 4 Löffel Olivenöl, Essig, Melasse, Salz und Pfeffer in einer Rührschüssel verquirlen

6)   Dressing mit Salat vermengen. Anschließend servieren.

Pro Portion: Kalorien: 89; Fett: 2g; Kohlenhydrate: 15g; Ballaststoffe: 4g; Protein: 2g

GURKEN-KALTSCHALE MIT WASABI UND GRANATAPFEL

Nährwerte: Kalorien: 90,7 kcal, Eiweiß: 3,2 Gramm, Fett: 2,3 Gramm,
Kohlenhydrate: 13,8 Gramm

Für eine Portion benötigst du:
1 Gurke
1 Knoblauchzehe
1 Messerspitze Wasabi
Saft einer Limette
1 Prise Vanillezucker
100 ml Soja-Joghurt
50 ml kalte Gemüsebrühe
Salz
2 Zweige Kerbel
1 EL Granatapfelkerne

So bereitest du dieses Gericht zu:
Alle Zutaten außer den Granatapfelkernen in den Mixer geben und für etwa eine Minute zu einer cremigen, kalten Suppe pürieren. Anrichten und mit den Kernen des Granatapfels garnieren.

TABOULE

Nährwerte:

- Kalorien: 252,1 kcal
- Eiweiß: 6,4 Gramm
- Fett: 5,8 Gramm
- Kohlenhydrate: 41,8 Gramm

Für eine Portion benötigst du:

- 40 Gramm Bulgur
- 40 ml heiße Gemüsebrühe
- je 1/4 Paprika gelb und rot
- 3 cm Lauch in Ringe geschnitten
- 1 Chili gehackt
- 1 Knoblauch gehackt
- 1 Prise Ingwerpulver
- 1 TL Ahornsirup
- 1 EL Zitronensaft
- 1 EL Kerbel gehackt
- 1/2 Romana Salat in Streifen geschnitten
- Salz und Pfeffer
- 1 EL Sesamöl

So bereitest du dieses Gericht zu:

Den Bulgur mit der heißen Brühe übergießen und für 5 Minuten quellen lassen. Paprika würfeln und gemeinsam mit Lauchringen, Chili, Knoblauch und Ingwer vermengen. Mit Ahornsirup, Zitronensaft, Kerbel, Salz und Pfeffer abschmecken. Vorsichtig die Salatstreifen unterheben und alles mit Sesamöl beträufeln.

VEGANES TIRAMISU

Für: 6 Personen
Schwierigkeitsgrad: normal
Dauer: 135 Minuten Gesamtzeit
Zutaten
250mg Kaffee, Espresso, kalt
1Schuss Amaretto
130g Mehl
80g Zucker
3EL Sonnenblumenöl
130ml Wasser
2TL Backpulver
280ml Sojasahne
150ml Wasser
80g Zucker
50g Grieß
1Stk Zitrone, Schale
1Pk Vanillezucker
1TL Zimtpulver
2EL Amaretto
1Prise Salz
50g Margarine
Zubereitung
Für den Teig das Sonnenblumenöl, Mehl, Zucker, Wasser und Backpulver in einer Schüssel mit dem Mixer gut verrühren und auf ein mit Backpapier ausgelegtes Backblech (ca. 20x30 cm) streichen. Den Teig im vorgeheizten Backofen bei 180 Grad (Ober-

/Unterhitze) ca. 20 Minuten backen und auskühlen lassen.

Für die Creme die Sojasahne mit dem Wasser, Zucker und den Grieß in einem Topf gut verrühren und kurz aufkochen lassen. Nun die abgeriebene Zitronenschale, Vanillezucker, Zimt, Amaretto und eine Prise Salz hinzugeben und alles gut verrühren. Die Masse für eine Stunde im Kühlschrank kalt stellen - dabei immer wieder mal umrühren.

Nach einer Stunde die Masse aus dem Kühlschrank nehmen, die zimmerwarme Margarine hinzufügen und solange rühren bis eine cremige Masse entstanden ist.

Nun den Kaffee mit dem Amaretto mischen und in einen Teller geben. Das ausgekühlte Biskuit in dünne, ca. 2 cm dicke, Streifen schneiden und diese in die Kaffee-Amaretto Mischung eintauchen. Die Streifen auf den Boden einer Auflaufform (20x20 cm) legen, darüber etwas Creme streichen, dann wieder eine Lage Biskuitstreifen und zum Schluss wieder eine Schicht Creme.

Die Auflaufform für mindestens 30 Minuten in den Kühlschrank geben und kurz vor dem Servieren mit Kakaopulver bestreuen.

COUSCOUS-KROKETTEN

Für 4 Portionen
Zubereitungszeit: ca. 30 Minuten
Schwierigkeitsgrad: leicht

Zutaten:
300 Gramm Couscous
300 Gramm gekochte Kartoffeln
Olivenöl
Petersilie
½ Teelöffel gemahlener Koriander
Muskatnuss
Salz, Pfeffer
2 Esslöffel gehackte Haselnüsse
50 Milliliter Zitronensaft
½ Esslöffel Hefeflocken
Rosmarin

Zubereitung:
1. Couscous in Wasser quellen lassen, abgießen und mit den übrigen Zutaten zu Teig verarbeiten.
2. Kroketten formen. Öl erhitzen, Rosmarin mitbraten und die Kroketten darin goldbraun braten.

SCHOKOLADEN-KOKOSPUDDING

Ergibt 2 Portionen

Fertig in: 12min	Schwierigkeit: leicht

400ml Mandelmilch	**1EL Backkakao**
2EL Maisstärke	**3 EL Kokosflocken**
1 Msp. Stevia	

LOS GEHT´S

1. 6 EL von der Mandelmilch mit Kakaopulver, Kokosflocken, Maisstärke und Stevia mit einem Schneebesen vermischen.
2. Restliche Mandelmilch in einen Topf zum kochen bringen.
3. Sobald die Mandelmilch aufgekocht ist, das Kakao-Stärke-Gemisch zu der Milch geben und mit einem Schneebesen 30 Sekunden unter ständigem rühren köcheln lassen.
4. Von der heißen Herdplatte nehmen und in Schälchen verteilen.
5. Servieren und genießen.

ERDNUSSPFANNE

Eine leckere cremig, nussige Pfanne mit frischem Gemüse.

Schwierigkeitsgrad: leicht
Portionen: 2
Zubereitungsdauer: 30 Minuten
Koch-/Backzeit: 20 Minuten

ZUTATEN
- ☐ 37,5 g Sojagranulat
- ☐ 100 ml Gemüsebrühe
- ☐ 150 ml Sojamilch
- ☐ 1 Esslöffel Petersilie
- ☐ 3 Esslöffel Erdnussbutter
- ☐ 3 Esslöffel Sojasauce
- ☐ 1 Dose Mais
- ☐ ½ Möhre
- ☐ ½ Zucchini
- ☐ 1 Knoblauchzehe
- ☐ 1 Zwiebel
- ☐ Gemüsebrühe zum Einweichen
- ☐ **Chilipulver**
- ☐ **Currypulver**
- ☐ **Mehl**
- ☐ **Paprikapulver**
- ☐ **Pfeffer**
- ☐ Pflanzenöl

ZUBEREITUNG

Zuerst die Gemüsebrühe aufkochen, derweil das Sojagranulat in eine Schüssel füllen. Das Granulat dann mit der aufgekochten Gemüsebrühe übergießen bis das gesamte Granulat bedeckt ist und für rund 5 Minuten gut aufquellen kann. Anschließend das Sojagranulat ordentlich ausdrücken um überschüssige Flüssigkeit zu entfernen, dann gegebenenfalls mit Brühe und Salz nachwürzen.

Das Öl in eine Pfanne geben, erhitzen und das Sojagranulat ordentlich anschmoren bis es eine gleichmäßige Bräunung erhält und knusprig wird.

In der Zwischenzeit den Knoblauch und die Zwiebeln schälen, den Knoblauch mithilfe einer Knoblauchpresse kleindrücken und die Zwiebeln in kleine Würfel schneiden. Die Möhre sowie die Zucchini ebenfalls schälen und in Würfel schneiden.

Den Knoblauch zusammen mit der gewürfelten Möhre und der Zwiebel zum Sojagranulat in die Pfanne geben und leicht braun anbraten. Dann den Mais sowie die Zucchiniwürfel hinzugeben und ebenfalls einen Augenblick lang mitbraten.

Den Pfanneninhalt dann mit Gemüsebrühe, Sojamilch und Sojasauce ablöschen. Erst dann die Erdnussbutter hinzugeben und alles mit dem Chilipulver sowie dem Pfeffer würzen. Die Pfanne mit einem Deckel abdecken und den Inhalt köcheln lassen bis die Zucchini ebenfalls gar ist.

Wenn die Konsistenz zu dickflüssig sein sollte, etwas Sojamilch oder Wasser einrühren.

Abschließend noch einmal alles gut abschmecken und unter Umständen noch ein wenig Brühe, Chilipulver, Salz und Pfeffer untermischen.

Das Gericht vor dem Anrichten noch mit der Petersilie verfeinern.

TIPP: Die optimale Beilage zu dieser Erdnusspfanne bildet Reis.

WALNUSSBROT

Zubereitungszeit: 60 Minuten
12 Portionen

Zutaten:
400 g Dinkelmehl
150 g Walnüsse
80 ml Sonnenblumenöl
80 g brauner Rohrzucker
1 EL Backpulver
1 Msp. Zimt
Salz

Zubereitung:

Ofen auf 170 Grad Ober- und Unterhitze vorheizen.
Öl in eine Schüssel geben und den Zucker darin auflösen.
In einer separaten Schüssel das Mehl mit dem Backpulver, dem Zimt und einer Prise Salz vermengen. Wer Probleme mit Dinkel hat, nimmt eine glutenfreie Mehlmischung. Danach zur Öl-Zucker-Mischung geben und zu einer homogenen Teigmasse verarbeiten.
Walnüsse auf einem Brett klein hacken. Vorsichtig in den Teig einkneten.
Eine Kastenform mit einem Stück Backpapier auskleiden und den Teig gleichmäßig in der Form verteilen.
Auf mittlerer Schiene für 45-50 Minuten backen.

Aus dem Ofen holen, vollständig auskühlen lassen und servieren.

ROTES CURRY MIT KICHERERBSEN

Kalorien: 454,9 kcal | Eiweiß: 7 g | Fett: 35,5 g | Kohlenhydrate: 23,6 g

Zubereitungszeit: 20 Minuten

Zutaten für eine Portion:

1/2 rote Zwiebel | 1 TL rote Currypaste | 1 TL Kokosöl | 100 ml Kokosmilch | 50 ml Gemüsebrühe | 100 Gramm Kichererbsen küchenfertig | 1 Kräuterseitling | 1 EL Sojasauce | 1/2 TL Limettensaft | eine Prise Bockshornklee | 10 Gramm Sojasprossen zum Garnieren

Zubereitung:

Die Zwiebel klein schneiden und mit der Currypaste im Kokosöl anrösten. Mit der Kokosmilch und der Brühe aufgießen. Kichererbsen und Kräuterseitlinge hinzugeben und mit Sojasauce, Limettensaft und Bockshornklee würzen. Für 15 Minuten kochen lassen. Anrichten und mit den Sojasprossen garnieren.

VEGANE HIMBEER-CRUMBLE-SCHNITTEN

1 Backblech
225 gr Mehl
225 gr TK-Himbeeren
150 gr vegane Margarine
100 gr Zucker
75 gr Haselnusskerne
1 Packung Vanillezucker
ca. 1 EL Puderzucker
eine Prise Salz

Zerlassen Sie die Margarine bei mittlerer Hitze in einem Topf. Vermengen Sie Mehl, Zucker, Vanillezucker und das Salz und mengen Sie die heiße Margarine mit den Knethaken unter. Es sollen grobe Streusel entstehen.
Legen Sie dann ein Backblech mit Backpapier aus. Stellen Sie etwa 1/3 des Streuselteigs zur Seite und teilen Sie den restlichen Teig in vier gleich große Portionen. Diese Portionen formen Sie nun mit den Fingern zu einem Boden (etwa 10 x 10 cm mit einem Rand in Höhe von ½ cm).
Heizen Sie das Backrohr auf 175° Grad vor.
Hacken Sie dann die Haselnusskerne im Mixer fein und verteilen Sie 3 EL davon auf den Streuselböden. Danach geben Sie die gefrorenen Himbeeren darauf. Die restlichen Nüsse können Sie mit dem zuvor beiseite gestellten Streuselteig vermengen.

Vermengen Sie diesen nun in groben Bröseln auf den Himbeeren und backen Sie die Törtchen nun im Backrohr für etwa 30 Minuten bis sie schön goldbraun sind.

Nehmen Sie sie danach aus dem Rohr und lassen Sie sie für ca. 15 Minuten abkühlen.

Bestäuben Sie die Schnitten vor dem Servieren jeweils dünn mit Puderzucker und genießen Sie sie am besten noch warm.

MANDEL-HIMBEER SHAKE

Zubereitungszeit: **5 Minuten**

Portionen: **2**

Zutaten:
- Etwas Vanille
- Etwas Agavendicksaft
- 500 g Sojajoghurt
- 1 Handvoll Mandeln
- 200 g TK Himbeeren
- 200 ml Wasser

Zubereitung:

Alle Zutaten bis auf den Agavendicksaft in einen Mixer geben und pürieren.

Hinterher mit Agavendicksaft abschmecken und servieren.

ROTKOHL SALAT

Portionen: 4 – VORBEREITUNG: 15 MINUTEN – ZUBEREITUNG: 0 MINUTEN

Um den Rotkohl so fein wie möglich geschnitten zu bekommen, Vierteln Sie erst den Rotkohl. Anschließend entfernen Sie den harten Strunk und legen das Rotkohl-Viertel auf eine der beiden Seiten.

- 1 kleiner Rotkohl, gehackt
- 1 Bund Dill, feingeschnitten
- 3 EL Sonnenblumenöl
- 3 EL Rotweinessig
- 1 TL Zucker
- 2 TL Salz
- 1 Prise Pfeffer

99)

1) Gehackter Rotkohl in eine weitere Schüssel mit dem Salz zusammen geben.

2) Das Dressing darüber geben und das Ganze mit dem übrigen Dill bestreuen.

3) Mit einer Folie bedecken und für eine halbe Stunde in das Kühlschrank legen.

100)

Pro Portion: Kalorien: 454; Fett: 23g; Kohlenhydrate: 40g; Ballaststoffe: 10g; Protein: 16g

FARFALLE A LA PESTO

Nährwerte: Kalorien: 413,8 kcal, Eiweiß: 9 Gramm, Fett: 25,5 Gramm,
Kohlenhydrate: 34,1 Gramm

Für eine Portion benötigst du:
80 Gramm Farfalle ohne Ei
2 Stiele Koriander mit Wurzel
2 Stiele Petersilie
2 Stiele Basilikum
1 Knoblauchzehe
2 EL Cashew Nüsse
Saft einer halben Limette
2 EL Olivenöl
1 Chili
etwas Salz

So bereitest du dieses Gericht zu:
Die Farfalle al dente kochen. In der Zwischenzeit die restlichen Zutaten im Mixer zu einem Pesto verarbeiten. Die Nudeln mit dem Pesto in einer Pfanne vermengen, kurz durchrühren und anrichten.

FRITTIERTE RAMEN- NUDELN MIT GEMÜSE-RAGOUT

Nährwerte:

- Kalorien: 172 kcal
- Eiweiß: 6,9 Gramm
- Fett: 6,1 Gramm
- Kohlenhydrate: 21,4 Gramm

Für eine Portion benötigst du:

- 2 Schalotten
- 1/2 Paprika gelb
- 1/4 Zucchini
- 50 Gramm Brokkoli
- 2 Tomaten
- 1 TL Kräuter nach Wahl
- Salz und Pfeffer
- 50 ml Gemüsebrühe
- 70 Gramm Ramen Nudeln instant
- Öl zum Frittieren

So bereitest du dieses Gericht zu:

Das Gemüse klein schneiden und in der Gemüsebrühe für 6 Minuten köcheln. Mit Kräutern, Salz und Pfeffer abschmecken. Das Öl auf 180° Celsius erhitzen und die

Instant Nudeln darin frittieren. Das Ragout anrichten und die frittierten Nudeln darauf setzen.

TOMATENREIS

Für: 4 Personen
Schwierigkeitsgrad: normal
Dauer: 40 Minuten Gesamtzeit
Zutaten
1Stk Zwiebel
1Stk Paprika, rot
800g Tomaten
1Schuss Sonnenblumenöl für die Pfanne
1Prise Chilipulver od. Chilisalz
1EL Tomatenmark
2Stk Lorbeerblätter
1Prise Salz
1Prise Pfeffer, schwarz
1Schuss Zitronensaft
450g Reis, vorgekocht
Zubereitung
Zwiebel schälen und fein hacken. Paprika fein schneiden. Tomaten würfelig schneiden.
Zwiebelstücke mit der Paprika in einer Pfanne mit Öl andünsten. Danach Reis und Chilipulver dazu geben und mitbraten. Immer wieder umrühren bis der Reis leicht bräunlich wird.
Tomatenstücke, Tomatenmark und Lorbeerblätter beimengen und salzen und pfeffern. Das Ganze zugedeckt für 20 Minuten köcheln.
Abschließend Deckel entfernen und weitere 5 Minuten köcheln lassen. Lorbeerblatt entfernen und zum Schluss mit Salz, Pfeffer und Zitronensaft abschmecken.

BEERENSHAKE

Für 4 Portionen
Zubereitungszeit: 5 Minuten
Schwierigkeitsgrad: leicht

Zutaten:
400 Gramm Sojajoghurt
200 Milliliter Ananassaft
400 Gramm Brombeeren
200 Gramm Heidelbeeren

Zubereitung:
1. Einige Beeren zum Dekorieren zurücklassen, die anderen Zutaten im Standmixer pürieren.

APRIKOSENSMOOTHIE MIT MANDELMILCH

Ergibt 2 Portionen

Fertig in: 10min   Schwierigkeit: leicht

300g reife Aprikosen
200ml Mandelmilch
½ Banane
½ TL Zimt
50ml kaltes Wasser

LOS GEHT´S
1. Aprikosen entkernen und halbieren.
2. Banane schälen und in Stücke schneiden.
3. Alle Zutaten so lange pürieren bis eine cremige Konsistenz entsteht.
4. Servieren und genießen.

PIZZABROT

Im Handumdrehen lässt sich dieses leckere Pizzabrot mit Kräutern zaubern und mit unterschiedlichen Belägen nach Wunsch in eine eigene Kreation abwandeln.

Schwierigkeitsgrad: leicht
Portionen: 2
Zubereitungsdauer: 30 Minuten
Ruhezeit: 60 Minuten

ZUTATEN
- ☐ 125 g Mehl (Typ 405)
- ☐ ¼ Teelöffel Salz
- ☐ ¼ Teelöffel Zucker
- ☐ 1 Teelöffel Trockenhefe
- ☐ 1 Esslöffel Oregano
- ☐ 1 Esslöffel Rosmarin
- ☐ 2 Esslöffel Olivenöl
- ☐ ½ Peperoni, rot
- ☐ 2 Knoblauchzehen
- ☐ **Mehl**

Zubereitung
Zu Beginn den Teig herstellen, hierfür das Mehl mit der Trockenhefe sowie dem Salz und dem Zucker in einer Schüssel gründlich miteinander vermengen. Dazu 75 Milliliter warmes Wasser geben und noch einmal

gründlich mit den trockenen Zutaten in der Schüssel verrühren. Diese mit einem sauberen Geschirrtuch abdecken und für etwa 1 Stunde zum Aufgehen an einen warmen Ort stellen.

15 Minuten bevor die Gehzeit des Teigs zuende ist, den Backofen auf 250°C Ober-/Unterhitze vorheizen und eine Pfanne hineinstellen.

Derweil den Belag zubereiten. Dafür den Knoblauch zunächst schälen und diesen dann in feine Würfel schneiden. Die Peperoni unter fließendem lauwarmen Wasser abspülen und dann entkernen. Die entkernte Peperoni in dünne Ringe schneiden, diese dann zusammen mit den Knoblauchwürfeln in eine Schüssel geben. Öl, Oregano und Rosmarin hinzugeben und alles ordentlich miteinander verrühren.

Nach der Gehzeit dann die Hände mit Mehl einstäuben damit der Teig nicht an den Fingern kleben bleibt. Dann den Teig auf einem Backpapier in etwa die gleiche Größe wie die Pfanne formen und zusammen mit dem Backpapier hineinlegen. Währenddessen den Teig möglichst wenig kneten, dann mit einer Gabel einige Male einstechen und den zuvor vorbereiteten Belag auf dem Teig verstreichen.

Den Teig in der Pfanne dann für etwa 10 bis 12 Minuten auf mittlerer Schiene backen.

VEGANE PIZZA

Kalorien: 2517,4 kcal | Eiweiß: 112,8 g | Fett: 46,4 g | Kohlenhydrate: 395,9 g

Zubereitungszeit: Minuten

Zutaten für vier Portionen:

Für den Pizzateig

500 Gramm Mehl Typ 550 | 1 Hefewürfel | 1/2 TL Zucker | 300 ml lauwarmes Wasser | 1 TL Salz | 3 EL Olivenöl

Für den Belag

400 Gramm passierte Tomaten | 1 TL Oregano | 1 TL Rosmarin fein gehackt | eine Messerspitze Vanillezucker | 150 Gramm Brokkoli | 100 Gramm Champignons | 100 Gramm Mais | 200 Gramm veganer Mozzarella gerieben | 60 Gramm Rucola | 2 EL Olivenöl

Zubereitung:

Aus dem Mehl mit der Hefe, dem Zucker, Wasser, Salz und Olivenöl einen Pizzateig kneten. Diesen für eine

Stunde rasten lassen. Durchkneten und ausrollen. Den Teig auf ein mit Backpapier ausgelegtes Blech legen und mit den Tomaten bestreichen. Mit Oregano, Rosmarin und Vanillezucker würzen. Mit Brokkoli, Champignons und Mais belegen. Mit dem veganen Mozzarella bestreuen und im Rohr bei 200° Celsius für 15 Minuten backen. Anrichten und mit Rucola garnieren und mit Olivenöl beträufeln.

EXOTISCHER SHAKE

Zubereitungszeit: **5 Minuten**

Portionen: **1**

Zutaten:
- 250 ml Mandelmilch
- 200 g Mango
- 20 g Mandelmus
- Xylit

Zubereitung:
Allze Zutaten bis auf den Xylit mixen.
Dann den Shake mit Xylit abschmecken.

BULGUR SUPPE

Portionen: 5 – VORBEREITUNG: 15 MINUTEN – ZUBEREITUNG: 15 MINUTEN

Zu scharf gewürzt? Kein Problem, fügen Sie einfach noch etwas heißes Wasser hinzu, damit die Schärfe sich verteilt.

Kochen

- 6 Tassen Wasser
- 1 mittelgroße Zwiebel
- 2 geriebene Tomaten
- 4 Zweige Petersilie
- ¼ Tasse Bulgur
- 1 Karotte
- 1 mittelgroße Kartoffel
- 1 TL Salz,
- 1 TL Paprikapulver

1) Die fein gehackte Zwiebel mit etwas Wasser in einem Topf anbraten.

2) Möhren und Kartoffeln würfeln und zusammen mit den geriebenen Tomaten hinzugeben. Mit etwas Wasser aufgießen 10 Minuten kochen lassen.

3) Bulgur hinzufügen und weitere 5 Minuten kochen lassen. Mit Salz und Paprikapulver bestreuen und nach dem Servieren fein gehackte Petersilie hinzufügen.

Pro Portion: Kalorien: 120; Fett: 3g; Kohlenhydrate: 28g; Ballaststoffe: 3g; Protein: 4g

GEFÜLLTE PAPRIKA

Nährwerte:

- Kalorien: 240,2 kcal
- Eiweiß: 8,4 Gramm
- Fett: 1,9 Gramm
- Kohlenhydrate: 45,8 Gramm

Für eine Portion benötigst du:

- 1 rote Paprika
- 1/2 Tasse Couscous
- 1/2 Tasse Walnuss Milch
- 1/2 rote Zwiebel
- 1/2 Stange Staudensellerie
- 1/2 TL Kräuter der Provence
- Salz und Pfeffer
- 100 Gramm Tomaten
- 10 Blatt Basilikum

So bereitest du dieses Gericht zu:

Den Couscous mit der Walnussmilch vermengen. Zwiebel und Staudensellerie klein schneiden und mit den Kräutern untermischen. Salzen und pfeffern und die Paprika damit befüllen. Die Tomaten klein schneiden und zusammen mit dem Basilikum in eine Auflaufform geben. Den Paprika darauf setzen und im Ofen für 30 Minuten bei 170° Celsius backen.

FOCACCIA MIT KIRSCHTOMATEN

Für: 3 Personen
Schwierigkeitsgrad: normal
Dauer: 40 Minuten Gesamtzeit
Zutaten
250 ml Wasser lauwarm
1 Päckchen Trockenhefe
1 TL Zucker
500 g Weizenmehl plus etwas mehr zum Bestäuben
1 TL Salz
4 EL Olivenöl plus etwas mehr zum Beträufeln
125 g Kirschtomaten
2 Zwiebeln rot
1 TL Meersalz grob
Zubereitung
Wasser, Trockenhefe und Zucker verrühren und etwa 10 Minuten stehen lassen. Mehl und Salz in einer großen Schüssel mischen. Hefemischung und Olivenöl zufügen und etwa 10 Minuten gründlich verkneten. Abgedeckt an einem warmen Ort etwa 1 Stunde gehen lassen.

In der Zwischenzeit den Pizzastein zum Aufheizen auf den Grill legen oder einfach im Backofen nach Anweisung aufheizen.

Den Teig nochmal durchkneten und auf leicht bemehltem Backpapier kreisförmig ausrollen. Abdeckt weitere 30 Minuten gehen lassen. Mit dem Finger gleichmäßig kleine Mulden in den Teig drücken und die Kirschtomaten hineingeben.

Die Zwiebeln halbieren und dann in Ringe schneiden. Zusammen mit dem Meersalz auf dem Teig verteilen und die Focaccia großzügig mit Olivenöl beträufeln.
Den Pizzastein auf den Grill legen und die Focaccia mit dem Backpapier darauflegen. Im geschlossenen Grill etwa 10 Minuten goldbraun backen.

ZWETSCHEN-SMOOTHIE

Für 1 Portion
Zubereitungszeit: 5 Minuten
Schwierigkeitsgrad: leicht

Zutaten:
4 reife Zwetschen
½ Esslöffel Mandelmus
1 Tasse Hafermilch
½ Teelöffel Acai-Pulver
1 Prise Zimt

Zubereitung:
1. Alle Zutaten im Mixer pürieren.

FENCHELPFANNE MIT KAROTTEN (LOW CARB)

Ein schnell zubereitetes Abendessen, was dazu auch noch mit sehr wenigen Zutaten auskommt. Lecker, gesund und kohlenhydratarm – was will man mehr?

Schwierigkeitsgrad: leicht
Portionen: 2
Zubereitungsdauer: 10 Minuten

ZUTATEN
- ☐ 200 ml Sojasahne
- ☐ 2 Fenchelknollen
- ☐ 2 Möhren
- ☐ Estragon, getrocknet
- ☐ Kokosöl
- ☐ **Salz**
- ☐ **Pfeffer**

Zubereitung

Im ersten Schritt die Möhren mithilfe eines Sparschälers schälen und dann in Scheiben schneiden – alternativ können sie auch mit einer Gemüsereibe fein gerieben werden. Dann die Fenchelknollen unter fließendem lauwarmen Wasser abspülen und die Stiele der Knollen bis zur Knolle selbst wegschneiden. Den Fenchel dann jeweils in zwei Hälften schneiden, den Strunk keilförmig entfernen und die übrige Knolle ebenfalls in sehr dünne Scheiben zurechtschneiden.

In einer Pfanne dann das Kokosöl zerlassen und in ihm für einige Minuten das Gemüse auf mittlerer Hitze anbraten. Wie lange das Gemüse jeweils angebraten werden sollte ist abhängig davon, wie dick die Gemüsescheiben geschnitten sind.

Nach einer Weile das Gemüse mit Salz und Pfeffer würzen und die Sojasahne mit in die Pfanne geben, alles miteinander verrühren und köcheln lassen bis das Gemüse noch eine gewisse Bissfestigkeit besitzt. Den Pfanneninhalt mit dem Estragon würzen und mit Reis oder Kartoffeln servieren.

CAPPUCCINO PUDDING

Kalorien: 579,2 kcal | Eiweiß: 2,9 g | Fett: 6 g | Kohlenhydrate: 124,9 g

Zubereitungszeit: 10 Minuten

Zutaten für vier Portionen:

500 ml Reismilch | 2 EL Instant Kaffeepulver | 2 EL Zucker | eine Messerspitze Kardamom | eine Messerspitze Muskatnuss | 70 Gramm Vanillepuddingpulver | 2 EL Wasser

Zubereitung:

Die Reismilch mit dem Kaffeepulver und dem Zucker aufkochen und mit Kardamom und Muskat würzen. Das Vanillepuddingpulver mit 2 EL Wasser glattrühren und unter ständigem Rühren in die heiße Milch einrühren. Aufkochen lassen und vom Herd nehmen.

BANANA SPLIT

Zubereitungszeit: **5 Minuten**

Portionen: **2**

Zutaten:
- 6 EL Erdnussbutter
- 50 g Mandeldrink
- 5 Bananen
- 1 Handvoll Erdbeeren

Zubereitung:
3 Bananen schälen, klein schneiden und für 4 Stunden einfrieren lassen. Dann mit der Milch mixen.

Die anderen beiden Bananen schälen und der Länge nach halbieren. Die pürierte Masse darauf verteilen.

Erdbeeren waschen und vierteln. Ebenfalls auf der Banane verteilen.

Dann pro Banane 3 Kleckse Erdnussbutter drauftun und servieren.

ZUCCHINI SUPPE

Portionen: 5 – VORBEREITUNG: 10 MINUTEN – ZUBEREITUNG: 15 MINUTEN   Vitaminreich

Falls Sie die Suppe verzieren wollen streuen Sie den feingehackten Dill erst im Suppenteller drüber.

Kochen

- 5 Stück Zucchinis

- 1 Zwiebel

- 2 kleine Knoblauchzehen

- 1 Kartoffel

- 1 Tasse Kräutermilch (oder Mandelmilch)

- 3 EL Olivenöl

- 4 Tassen Wasser

- 2 TL Salz

- 2 Bund Dill, fein gehackt

1)   Die Zucchini gründlich waschen und in kleine Stücke schneiden, dabei die Schale beibehalten und in einem mittelgroßen Suppentopf hineingeben.

2)   Kartoffeln, Zwiebeln und Knoblauch schälen und der Zucchini zugeben. Wasser und Milch hinzufügen und die Suppe 10 Minuten kochen lassen.

3)   Wenn das Gemüse weich ist, mit dem Stabmixer pürieren und dabei Salz und Öl hinzufügen.

4)   Zuletzt den feingehackten Dill zu der pürierten Suppe geben.

Pro Portion: Kalorien: 38; Fett: 3g; Kohlenhydrate: 2,5g; Ballaststoffe: 1g; Protein: 0,8g

REIS MIT ORANGEN UND CHILI

Nährwerte:

- Kalorien: 249,4 kcal
- Eiweiß: 5,3 Gramm
- Fett: 5,7 Gramm
- Kohlenhydrate: 42,8 Gramm

Für eine Portion benötigst du:

- 1 rote Zwiebel
- 50 Gramm Fenchel
- 1 TL Öl
- 1 Chili
- 1 filetierte Orange
- 1 Tasse Reis gekocht
- 1 EL Koriander gehackt
- 1 Prise Anispulver
- Salz und Pfeffer

So bereitest du dieses Gericht zu:

Zwiebel und Fenchel klein schneiden und im Öl anbraten. Chili und Orange klein schneiden und zusammen mit dem Reis untermengen. Für 5 Minuten braten, mit Koriander, Anis, Salz und Pfeffer abschmecken und anrichten.

KÜRBISSCHNITZCHEN

Für: 2 Personen
Schwierigkeitsgrad: normal
Dauer: 35 Minuten Gesamtzeit
Zutaten
500 g Kürbis
Olivenöl zum Bestreichen des Backblechs
Zwiebel-Kürbiskern-Mix
2 rote Zwiebeln mittelgroß
Olivenöl zum Braten
25 g Kürbiskerne getrocknet
Salz rotes Hawaii Meersalz, nach Belieben
½ TL Senfmehl
1 MS Cumin
1 Knoblauchzehe
Orangensauce
1 Rosmarinzweig
Olivenöl zum Braten
½ Orange
3 g Ingwer gerieben (2 MS Ingwerpulver)
1 Schnapsglas Cassis
50 g Soja-Sahne
Physalis
Zubereitung
Backofen vorheizen auf 170 °C Ober- und Unterhitze.
Kürbis halbieren und mit einem Esslöffel aushöhlen.
Den ausgehöhlten Inhalt entsorgen. Kürbis in Streifen
schneiden und auf ein mit Olivenöl bestrichenes

Backblech verteilen. Backofen auf 230 °C einstellen und die Kürbisschnitten ca. 15 Minuten backen bis diese weich sind.

Rote Zwiebeln schälen und achteln, in einer Pfanne mit Olivenöl andünsten und dann die Kürbiskerne hinzugeben. Mit Salz, Senfmehl und Cumin würzen und aus der Pfanne nehmen.

Kürbisschnitten aus dem Backofen nehmen und auf Teller verteilen, salzen und mit durchgedrückter Knoblauchzehe bestreichen. Rosmarinblätter abzupfen und leicht in Olivenöl andünsten (sollen nicht braun werden). Orange entsaften und den Saft zum Rosmarin gießen. Das Ganze mit dem geriebenen Ingwer abschmecken. Cassis und Sahne hinzufügen und so lange erhitzen bis die Sauce sämig wird.

Zwiebel-Kürbiskern-Mix über die Kürbisschnitten geben. Zum Abschluss die Orangensauce darüber verteilen. Mit einer Physalis dekorieren.

ZUCKERMELONEN-SMOOTHIE

Für 1 Portion
Zubereitungszeit: 5 Minuten
Schwierigkeitsgrad: leicht

Zutaten:
2 Stücke Zuckermelone
250 Milliliter Wasser
2 Hände voll Spinat

Zubereitung:
1. Spinatblätter zerkleinern.
2. Im Mixer alle Zutaten pürieren.

MAKKARONI-PFANNE MIT CHAMPIGNONS, CHICORÉE UND MAIS

Pasta geht langweilig – Pasta geht aber auch sehr viel geschmackvoller. Ergänzt von unterschiedlichen Gemüsesorten werden die Makkaroni zu einer Geschmacksreise.

Schwierigkeitsgrad: mittel
Portionen: 2
Zubereitungsdauer: 20 Minuten
KOCH-/BACKZEIT: 20 MINUTEN

ZUTATEN
- ☐ 50 g Makkaroni
- ☐ 60 g Champignons, braun
- ☐ 190 g Mais (aus der Dose)
- ☐ 50 ml Gemüsebrühe
- ☐ 50 ml Weißwein
- ☐ 1 Chicorée
- ☐ **Salz**
- ☐ **Pfeffer**
- ☐ Öl

Zubereitung
Im ersten Schritt den Mais durch ein Sieb abgießen und abtropfen lassen.

In einer Pfanne das Öl erhitzen und im heißen Öl dann die Makkaroni anbraten. Diese dann mit der Gemüsebrühe und Wein ablöschen und mit Salz und Pfeffer würzen. Den Pfanneninhalt dann für etwa 10 Minuten auf mittlerer Hitze köcheln lassen.

Derweil die Champignons mithilfe eines Pinsels vorsichtig säubern und dann stückeln. Die Champignonstücke dann zusammen mit dem Mais zu den Makkaroni in die Pfanne geben

Dann mit der Vorbereitung des Chicorées fortfahren, dabei 4 Zentimeter am unteren Seite abschneiden. Die Blätter des Chicorées zerkleinern und ebenfalls in die Pfanne geben, mit dem restlichen Pfanneninhalt gut vermengen und mit Salz und Pfeffer abschmecken.

Sobald die Makkaroni gar sind, das Gericht aus der Pfanne nehmen und anrichten.

JOGHURT MIT NÜSSEN UND DATTELMUS

Kalorien: 221,3 kcal | Eiweiß: 8 g | Fett: 14,7 g | Kohlenhydrate: 12,7 g

Zubereitungszeit: 10 Minuten

Zutaten für eine Portion:

100 Gramm Sojajoghurt | 1 EL Dattelmus | 1 EL Orangensaft | 1 EL gehackte, geröstete Walnüsse | 1 EL gehackte, geröstet Haselnüsse | 1/2 Maracuja

Zubereitung:

Das Joghurt mit dem Dattelmus und dem Orangensaft glatt rühren. Nüsse und Maracuja untermengen und am besten für einige Minuten kaltstellen.

CURRY GEMÜSESUPPE

Portionen: 5 – VORBEREITUNG: 10 MINUTEN – ZUBEREITUNG: 15 MINUTEN

Gerne können Sie die Wahl der Gemüsesorten variieren, um ihre individuelle Suppe herzustellen.

Kochen

- 6 Tassen Wasser
- 1 Schüssel Karotte, geschnitten
- 1 Schüssel Salat, geschnitten
- 1 Schüssel Kürbis, geschnitten
- 1 Schüssel grüne Bohnen, geschnitten
- 1 grüne Zwiebel, gehackt
- 4 gehackte Knoblauchzehen
- 1 TL Curry
- 1 TL Kurkuma
- 1 TL Zimt
- 1 TL Kokospulver
- 1 Ingwer, gehackt
- 2 TL Salz

1) Das Wasser in den Topf geben und alle Zutaten einschließlich Gewürzen hinzugeben und kochen, bis das Gemüse weich wird.

2) Im Mixer pürieren und servieren.

Pro Portion: Kalorien: 38; Fett: 1g; Kohlenhydrate: 8,7g; Ballaststoffe: 1g; Protein: 3g

FRITTIERTER SOM TAM

Nährwerte:

- Kalorien: 239,9 kcal
- Eiweiß: 12,2 Gramm
- Fett: 5,4 Gramm
- Kohlenhydrate: 34 Gramm

Für eine Portion benötigst du:

- 100 Gramm grüne Papaya
- 50 Gramm Kokosmehl
- 50 ml Hafermilch
- 1 TL Backpulver
- Saft einer Limette
- 1 Prise Ingwer gemahlen
- 1 Chili fein gehackt
- Öl zum Frittieren

So bereitest du dieses Gericht zu:

Die grüne Papaya in dünne Streifen schneiden. Die restlichen Zutaten zu einem dicken Backteig rühren und die Papaya durchziehen. Im heißen Fett frittieren, abtropfen lassen und anrichten.

ERBSENSUPPE

Für: 4 Personen
Schwierigkeitsgrad: normal
Dauer: 15 Minuten Gesamtzeit
Zutaten
4 Stück Karotten gewürfelt
4 Stück Kartoffeln gewürfelt
2 Zweige Liebstöckel
1 Packung Tempo-Erbsen
200 gr.grüne TK-Erbsen
1,5 Liter Gemüsebrühe
1 große Zwiebel
Salz
frisch gemahlenem Pfeffer
Zubereitung
Kartoffeln und Karotten schälen und schneiden.
Gemüsebrühe mit Liebstöckel und Tempoerbsen zum
Kochen bringen und für eine halbe Stunde köcheln
lassen.
Erbsen ganz zum Schluss dazu geben. Einmal aufkochen
lassen und alles mit den Gewürzen abschmecken.

PLÄTZCHEN MIT SCHOKOLADE

Für 35 Portionen
Zubereitungszeit: 30 Minuten
Schwierigkeitsgrad: leicht

Zutaten:
250 Gramm Mehl
100 Gramm Rohrzucker
200 Gramm Margarine
1 Päckchen Vanillezucker
Zitronenschale
80 Gramm Apfelmus
Vegane Schokolade zum Verzieren

Zubereitung:
1. Alle Zutaten, bis auf die Schokolade, zu Teig verarbeiten. Teig im Kühlschrank eine Stunde ruhen lassen. Teig unter Klarsichtfolie ausrollen.
2. Plätzchen ausrollen und auf ein mit Backpapier belegtes Blech legen.
3. Bei 200 Grad Ober- und Unterhitze 15 Minuten backen. Schokolade erhitzen und die Plätzchen verzieren.

APFEL-BANANEN-MUFFINS (LOW CARB)

Wer nicht immer auf Nachspeisen mit vielen Kohlenhydraten setzen möchte, greift oftmals gar nicht erst zu Desserts. Doch was, wenn es möglich ist, kohlenhydratarme Muffins naschen zu können und dabei kein schlechtes Gewissen mehr haben zu müssen? Hier kommt das ultimative Rezept für kleine Naschkatzen!

Schwierigkeitsgrad: leicht
Portionen: 18 Muffins
Zubereitungsdauer: 15 Minuten
Koch-/Backzeit: 25 Minuten

ZUTATEN
- ☐ 50 g Kokosblütenzucker
- ☐ 50 g Kokosmehl
- ☐ 50 g Mehl (Eiweißmehl)
- ☐ 100 g Eiweißpulver mit Vanillegeschmack
- ☐ 150 ml Öl
- ☐ 1 Päckchen Backpulver
- ☐ 1 Päckchen Salz
- ☐ 1 Schuss Mineralwasser
- ☐ 1 Apfel
- ☐ 3 Bananen, reif

Zubereitung

Im ersten Schritt den Backofen auf 150°C Umluft vorheizen.

Die Bananen schälen und diese zusammen mit dem Öl sowie dem Zucker in eine Schüssel geben. Den Schüsselinhalt dann mithilfe eines Pürierstabs zu Bananenpüree verarbeiten.

Dem Bananenpüree dann das Backpulver, das Mehl sowie das Salz unterrühren bis der Teig eine relativ feste Konsistenz besitzt. Dann einen Schuss Mineralwasser zur Auflockerung des Teigs hinzufügen.

Den Apfel mithilfe eines Sparschälers schälen und dann klein würfeln, diese dann unter den Teig heben.

Den Teig dann auf 18 Muffinförmchen verteilen, diese im vorgeheizten Ofen für etwa 20 bis 25 Minuten backen.

Beim Servieren die Muffins nach Wunsch noch mit einer kleinen Menge Zimt bestreuen um den Geschmack noch ein wenig zu verfeinern.

SCHOKOMOUSSE

Kalorien: 559,4 kcal | Eiweiß: 9,6 g | Fett: 37,6 g | Kohlenhydrate: 39 g

Zutaten für zwei Portionen:

120 ml Aquafaba (Kichererbsenwasser) | 1 EL Sahnesteif | 50 Gramm Seidentofu püriert | 1 TL Kakao | 1 EL Orangensaft | 1 EL Zucker | 80 Gramm vegane Schokolade zartbitter geschmolzen

Zubereitung:

Aquafabe mit dem Sahnesteif steif schlagen. Die restlichen Zutaten gut verrühren und die Sahne unterheben. Das Mousse für einige Stunden kalt stellen.

SÜSSKARTOFFEL KOKOS CURRY

Portionen: 4 – VORBEREITUNG: 15 MINUTEN – ZUBEREITUNG: 6 MINUTEN

Lassen Sie dem Schongarer die Arbeit erledigen und das köstliche Curry zubereiten.

Mittlere Hitze

- 4 EL Olivenöl
- 2 große Zwiebeln, halbiert und in Scheiben geschnitten
- 3 Knoblauchzehen, zerdrückt
- Daumengroßes Stück Ingwer, geschält
- 1 TL Paprika
- ½ TL Cayennepfeffer
- 2 rote Chilischoten, entkernt und in Scheiben geschnitten
- 2 Paprikaschoten, entkernt und geschnitten
- 250g Rotkohl, gehackt
- 1kg Süßkartoffeln
- 300g Passata
- 400ml Kokosmilch
- 2 EL Erdnussbutter
- Gekochter Couscous

1) Bei mittlerer Hitze in einem Topf Öl erhitzen.

2) Zwiebel dazugeben und anbraten. Kreuzkümmel einrühren. Süßkartoffeln, Chili, Tomaten und 750ml Wasser hinzufügen.

3) Rühren, zudecken und zum Kochen bringen. 15 Minuten köcheln lassen.

4)   Erdnüsse in einer Küchenmaschine fein zerkleinern. Dem Eintopf hinzufügen
5)   Weitere 15 Minuten köcheln lassen, unter Rühren. Zum Schluss Mangold hinzufügen.
6)   Zum Kochen bringen und abdecken, 8-10 Minuten
Pro Portion: Kalorien: 434; Fett: 22g; Kohlenhydrate: 46g; Ballaststoffe: 9g; Protein: 6g

BBQ SÜßKARTOFFEL BURGER

Für: 4 Personen
Schwierigkeitsgrad: normal
Dauer: 65 Minuten Gesamtzeit
Zutaten
400 ml Tomaten (passiert)
1 EL Tomatenmark
1 Zehe Knoblauch
1 TL OlivenölOlivenöl bei Amazon bestellen
2 EL SojasauceJetzt bei Amazon kaufen!
1 EL Reissirup
2 TL Paprikapulver (geräuchert)
1 TL Garam MasalaGaram Masala
Salz, Pfeffer
800 g Süßkartoffeln
Salz
2 EL OlivenölOlivenöl bei Amazon bestellen
1 Zwiebel
100 ml ErdnussölErdnussöl bei Amazon kaufen
100 ml SojamilchJetzt bei Amazon kaufen
1 TL Senf
2 EL ApfelessigApfelessig
Salz
2 EL Erdnussmus
8 Scheiben Aubergine
4 EL Sojasauce
1 EL Paprikapulver (geräuchert)
2 TL Reissirup
4 Brötchen

8 Simply V Genießerscheiben ‚würzig'
8 Scheiben Gurke
Koriander (gehackt)
6 EL Erdnusscreme
4 EL Erdnüsse (gehackt)
Zubereitung
Für die schnelle BBQ Sauce alle Zutaten mixen.
Süßkartoffeln schälen und dann in dicke Scheiben schneiden.
Zwiebel schälen und fein würfeln.
Olivenöl in einer Pfanne erhitzen, dann die Süßkartoffel-Streifen und die Zwiebelwürfel hinein geben, salzen und bei mittlerer Hitze ungefähr 5 Min anbraten.
Hitze reduzieren und dann alles einkochen. Die Süßkartoffeln sollten weich sein.
Für die Erdnusscreme alle Zutaten zusammen mischen bis eine Creme entsteht.
Für die Aubergine-Bacon den Backofen auf 200 Grad vorheizen. Die Aubergine in eine Auflaufform legen. Sojasauce, Paprikapulver und Reissirup vermengen, dann über die Aubergine geben.
In eine ofenfeste Form geben und im Ofen für 25 Minuten ziehen lassen.
Für den BBQ Pulled Sweet Potato Burger die Buns aufschneiden, mit der Innenseite in eine erhitzte Pfanne ohne Öl legen bis diese ein wenig Farbe annimmt. Herausnehmen, sofort die Unterseite mit je zwei Genießerscheiben belegen.

Die Babyleafs, Gurkenscheiben und BBQ Pulled Sweetpotato und Aubergine-Bacon darauf legen, Koriander drüber streuen. Die Oberseite mit Erdnusscreme bestreichen und mit gehackten Erdnüssen bestreuen. Beide Seiten zusammen fügen und genießen.

PILZSUPPE

Für 4 Portionen
Zubereitungszeit: 15 Minuten
Schwierigkeitsgrad: leicht

Zutaten:
1 Zwiebel, gewürfelt
2 Hände voll geputzte Mischpilze
1 Liter Gemüsebrühe
Kokosöl
100 Milliliter Hafersahne
3 Teelöffel Amaranthmehl
Salz, Pfeffer
Kräuter

Zubereitung:
1. Kokosöl erhitzen, Zwiebel darin anbraten, Pilze dazugeben und mitbraten.
2. Gemüsebrühe und Hafersahne dazugeben. Mehl anrühren. Ca. 8 Minuten kochen. Mit Kräutern und Gewürzen abschmecken.

HIMBEER-KUCHEN MIT JOSTABEEREN

Ein fruchtig erfrischender Kuchen mit essbaren Blüten, der besonders im Sommer bei jedem gut ankommt.

Schwierigkeitsgrad: mittel
Portionen: 1-eckige Springform
Zubereitungsdauer: **30 Minuten**
Koch-/Backzeit: 40 Minuten

ZUTATEN
TEIG:

- [ ] 100 g Kichererbsenmehl
- [ ] 100 g Jostabeeren oder Stachelbeeren
- [ ] 150 g Himbeeren
- [ ] 190 g Puderzucker
- [ ] 200 g Weizenmehl (Typ 550)
- [ ] 45 ml Rapsöl
- [ ] 80 ml Sojamilch
- [ ] 1 Teelöffel Natron
- [ ] 1 Teelöffel Vanille, gemahlen
- [ ] 2 Teelöffel Backpulver
- [ ] 2 Teelöffel Apfelessig
- [ ] 1 Prise Salz

CREME:

- [ ] 40 g Maisstärke
- [ ] 40 g Puderzucker
- [ ] 150 g Margarine, weich
- [ ] 250 ml Himbeersaft
- [ ] ½ Teelöffel Vanille, gemahlen
- [ ] essbare Blüten für die Garnitur wie weiße und rosafarbene Margeriten

Zubereitung

Als erstes den Backofen auf 180°C Umluft vorheizen und eine eckige Springform mit einem Stück Papier auslegen.

Dann den Teig zubereiten, dafür zunächst das Rapsöl in eine Schüssel geben und mit 150 Millilitern Wasser vermischen. Mithilfe eines Mixers dann das Kichererbsenmehl in die flüssige Mischung einrühren, anschließend auf der höchsten Stufe auch den Puderzucker unterrühren.

In einer anderen Schüssel dann das Backpulver mit dem Natron, dem Salz, der Vanille und dem Weizenmehl verrühren und schrittweise jeweils einen Esslöffel der trockenen Teigmischung mit dem in Schritt 2 entstandenen Teig vermengen bis sich eine glatte Masse ergibt.

Anschließend den Apfelessig und die Sojamilch miteinander verrühren und für circa 5 Minuten stocken

188

lassen bevor die Mischung ein weiteres Mal gründlich durchgerührt wird. Diese dann mithilfe eines Löffels dem übrigen Teig unterziehen, dann in die Springform füllen und mit einem Teigschaber glatt verstreichen. Die Jostabeeren und Himbeeren unter lauwarmen fließendem Wasser abspülen, ein wenig trocknen und auf dem Teig in der Springform verteilen – dabei die Beeren ein wenig in den Teig hineindrücken. Die Springform dann für etwa 40 Minuten auf der mittleren Schiene in den Backofen geben und zum Schluss mit einer Stäbchenprobe testen, ob der Teig durch ist. Dafür mithilfe eines Zahnstochers in den Teig einstechen, bleibt dabei kein Teig mehr am Zahnstocher haften, so kann der Teig aus dem Ofen genommen werden und zum vollständigen Auskühlen auf ein Kuchenrost geben.

Derweil die Creme zubereiten indem die Maisstärke zusammen mit der Vanille in einen Topf gegeben und miteinander verrührt wird. Dazu dann den Himbeersaft geben und alles miteinander zu einer glatten Creme verarbeiten und auf mittlerer Hitze aufkochen während die Creme permanent durchgerührt wird. Sobald die Creme beginnt einzudicken kann der Topf vom Herd gezogen und die Creme unter Rühren abkühlen gelassen werden.

In einer anderen Schüssel dann die Margarine mithilfe eines Mixers aufschlagen bis die Margarine schaumig wird. Den Puderzucker durch ein Sieb darüber streuen und auf der mittleren Stufe des Mixers einarbeiten.

Mit einem Esslöffel dann nach und nach die Himbeer-Vanillecreme unter die aufgeschlagene Margarine heben bis alles miteinander vermengt ist und dann zu einer glatten Konsistenz verarbeiten. Die Creme dann gleichmäßig auf dem Kuchen verteilen und abschließend mit essbaren Blüten garnieren.

www.ingramcontent.com/pod-product-compliance
Lightning Source LLC
Chambersburg PA
CBHW060324030426
42336CB00011B/1191